"码"上无忧

小儿常见病营养配餐

1288 例

柴瑞震·主编

重庆出版集团 重庆出版社

图书在版编目（CIP）数据

小儿常见病营养配餐1288例 ／ 柴瑞震主编.—重庆：
重庆出版社，2016.3
ISBN 978-7-229-10001-8

Ⅰ.①小…　Ⅱ.①柴…　Ⅲ.①小儿疾病－食物疗法－
食谱　Ⅳ.①R247.1②TS972.161

中国版本图书馆CIP数据核字(2016)第002902号

小儿常见病营养配餐1288例
XIAOER CHANGJIANBING YINGYANG PEICAN 1288 LI

柴瑞震　主编

责任编辑：吴向阳　陈　冲
责任校对：夏　宇
装帧设计：深圳市金版文化发展股份有限公司
出版统筹：深圳市金版文化发展股份有限公司

重庆出版集团
重庆出版社　出版
重庆市南岸区南滨路162号1幢　邮政编码：400061　http://www.cqph.com
深圳市雅佳图印刷有限公司印刷
重庆出版集团图书发行有限公司发行
邮购电话：023-61520646
全国新华书店经销

开本：720mm×1016mm　1/16　印张：15　字数：220千
2016年3月第1版　2016年3月第1次印刷
ISBN 978-7-229-10001-8

定价：32.80元

如有印装质量问题，请向本集团图书发行有限公司调换：023-61520678

总序

世界再大，经历再复杂，人生也不过是周旋于衣食住行，拘泥于吃喝玩乐与工作。然而，有人白发苍苍却依然健朗，有人青春不再却风采照人，有人正值年轻却一脸暗淡，有人愁容满面早已沧桑得不知岁月几何……

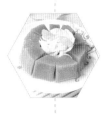

打开电视，看看报纸，听听周围人的声音，你会发现痛苦伴随疾病无处不在。疾病可以摧毁人的身体，而病痛的身体会使人心崩溃、扭曲，从而给一个家庭带来不堪重负的压力。

疾病从何而来？大部分严重的疾病都不是一下子就形成的，而是日积月累终成顽疾。不良的生活习惯是滋生疾病的关键所在，而其中不良的饮食习惯有着至关重要的影响。饮食养人，也可能会伤人于无形。

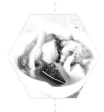

如今，健康饮食的舆论四起，营养专家、医生等各界人士的呼吁之声更显迫切。远离不健康食品，合理搭配饮食，均衡营养，是保障身心健康的重要原则。

鉴于此，我们策划了《"码"上无忧》系列丛书，针对多种常见疾病，科学指导读者学会自我调养、照料他人，并以更积极健康的状态去享受生活。这套丛书第一辑包括：《肝病营养配餐1288例》《肾病营养配餐1288例》

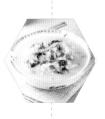

《痛风营养配餐1288例》《小儿常见病营养配餐1288例》四个分册，集对症调养、精选食材、烹饪技巧、药膳调理、饮食禁忌等知识于一体，将现代技术与传统烹饪技巧完美结合，并附有近千个菜肴的烹饪视频二维码，手机即扫即看大厨制作菜肴的全过程，简单快捷，清晰明了。

身体是生存在世上的基础，活得健康比其他一切追求都要重要；活得健康，你才能前进，才能将一切经历看成风景，即便是面对老去也无所畏惧。从现在起，请下定决

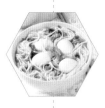

心开始健康的饮食方式，让身体与心灵都在路上，并于未来之中遇见最好的自己。

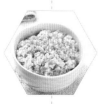

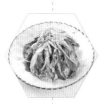

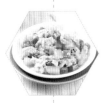

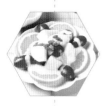

由于婴幼儿的脏腑器官尚未发育成熟，不管怎样细心呵护，孩子总会出现这样或那样的健康问题，外易为六邪所侵，内易为饮食所伤。而其中婴幼儿患脾胃疾病、肺部疾病和流行疫病较常见。婴幼儿肺脏稚嫩，细菌病毒不论从口鼻进入，或是由皮肤侵袭，均能影响肺的呼吸功能，从而出现感冒、咳嗽、发热、肺炎等疾病。婴幼儿的消化吸收功能也不健全，如果进食不规律、食物过凉、食物过热等，都会损害肠胃，导致便秘、腹泻、腹痛、呕吐、厌食和疳积等症状。加上婴幼儿较成年人免疫力差，易患各种传染病，如猩红热、百日咳、麻疹、水痘等疾病。

外界环境的变化有季节规律可循，多加注意就可避免季节气候变化对小儿的影响，而日常饮食对小儿的影响却是更不容忽视。对于家长而言，防治小儿疾病最切实可行的措施就是饮食调理。只有通过饮食摄入充足的营养，才能维持小儿正常的生长发育。所以说，饮食调理是一门大学问，为了小儿的健康，家长们可要多做功课。

在《小儿常见病营养配餐1288例》这本书中，开篇首先介绍了小儿的生理特点以及一些饮食调理原则；接着按照小儿各个系统及营养性疾病分类，详细介绍了小儿常见的34种疾病的症状表现、饮食指导、预防护理以及调理食谱，每道菜品均配有二维码，扫码即可观看详细的分步制作视频，让家长们轻轻松松为小儿做出健康美味的菜肴。

俗话说"病从口入"，只要掌握了方法，也可以"病从口去"。希望每个小儿都能在父母的精心呵护下健康成长，愿本书能让每位家长从容应对小儿的"健康危机"。

目录

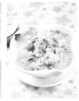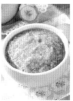

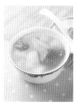
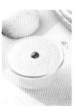

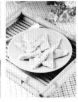
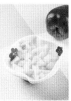
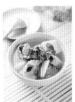

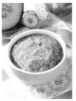

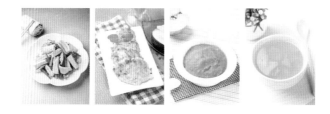

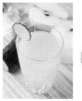

Part

1

小儿健康饮食小常识

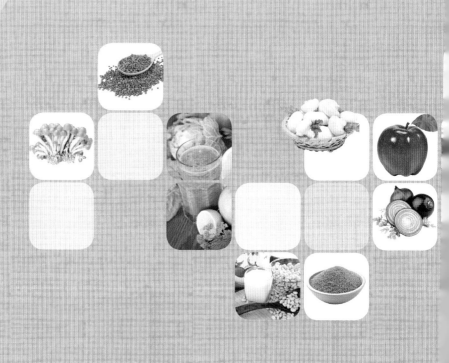

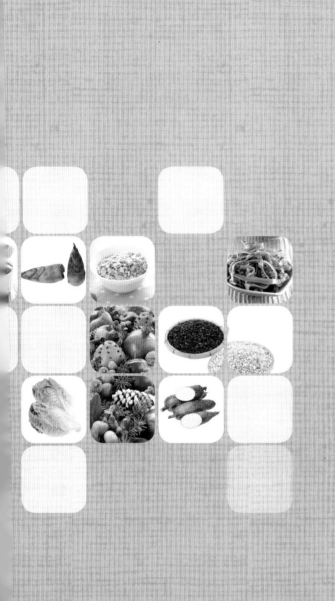

小儿的生长发育是一个连续渐进的动态过程，体重和身高在生后第一年，尤其是前3个月增加很快，第一年为出生后的第一个生长高峰；第二年以后的生长速度逐渐减慢，至青春期生长速度又加快。出生后营养不良，特别是第1~2年的严重营养不良，可影响体重、身高及智能的发育。

小儿的生理特点

小儿的身体从出生开始就在不断地成长，其变化由快到慢，并逐渐稳定下来。虽然年轻的身体很有生命力，但也因为稚嫩而容易受到外界的影响。小儿每个阶段的成长都需要细致的呵护与照顾，尽量避免不利因素的影响。

新生儿期

从出生后脐带结扎开始，至生后28天称为新生儿期。这一时期，小儿从一个封闭的、无菌的、温度基本恒定的、有充足营养供给的环境，来到一个开放的、有菌的、温度不断变化的、营养需要自身摄取或产生的环境，是小儿生理功能进行调整以逐渐适应外界环境的阶段。由于其各系统生理调节和适应能力差，易发生窒息、出血、溶血、感染等疾病。

婴儿期

从出生后到满1周岁之前称为婴儿期，又称乳儿期。此期是小儿出生后生长发育最迅速的时期，但其消化功能发育尚不完善，因而易致消化功能紊乱和营养失调。此外，从母体带来的抗体逐渐减少，而其自身的免疫功能尚未成熟，易发生各种感染。因此在此期科学喂养、保证营养、计划免疫非常重要。

幼儿期

从1周岁到满3周岁之前称为幼儿期。此期体格生长速度减慢，但由于活动范围加大，与外界接触增多，语言、思维和社会适应能力增强，所以智能发育较快。其自主性和独立性不断发展，但对各种危险识别能力不足，易发生意外和中毒。饮食从乳类为主向成人型过渡，但自身免疫力不足，易发生传染性疾病。

学龄前期

从3周岁后到入小学前（6～7岁）为学龄前期。此期体格发育稳定，而智力发育更加迅速，求知欲强，语言及思维能力得到较快发展，独立能力增强，善于模仿。因此要加强教育，开发智力，培养自身能力和良好的卫生习惯及文明行为。由于活动范围进一步加大，喜欢模仿而又没有经验，意外发生较为频繁。免疫功能逐渐增强，感染性疾病发病率降低，而急性肾炎、风湿热等疾病发病率却增高。

小儿成长所需的关键营养素

年轻的身体需要有全面充足的养分才能茁壮成长，任何一方面的营养不足都会影响小儿的健康以及成长，对其以后的人生造成不可估量的损失。所以父母要尽量为小儿提供充足并且多样化的饮食，全面补充营养。

蛋白质

蛋白质是生命的物质基础，是机体细胞的重要组成部分，是人体组织更新和修补的主要原料。婴幼儿所摄入的蛋白质大多数用于生长发育，尤其是在宝宝生长和发育最快的头一年，对蛋白质的需求比一生中的其他时间要多得多，大概是成人的3倍。

蛋白质的主要来源是肉、蛋、奶和豆类食品。含蛋白质多的食物包括：畜肉类，如牛肉、羊肉、猪肉等；禽肉类，如鸡肉、鸭肉、鹌鹑肉等；海鲜类，如鱼、虾、蟹等；蛋类，如鸡蛋、鸭蛋、鹌鹑蛋等；奶类，如牛奶、羊奶、马奶等；豆类，如黄豆、黑豆等。此外干果类食品的蛋白质含量也很高。

脂肪

脂肪具有为人体储存并供给能量、保持体温恒定、缓冲外界压力、保护内脏等作用，并可促进脂溶性维生素的吸收，是身体活动所需能量的最主要来源。

富含脂肪的食物有花生、芝麻、开心果、核桃、松仁等干果，及蛋黄、动物类皮肉、花生油、豆油等。油炸食品、面食、点心、蛋糕等也含有较高脂肪。

碳水化合物

碳水化合物能给宝宝提供身体正常运作的大部分能量，起到保持体温、促进新陈代谢、驱动肢体运动、维持大脑及神经系统正常功能的作用。特别是大脑的功能完全靠血液中的碳水化合物氧化后产生的能量来支持。碳水化合物中还含有一种不被消化的纤维，有吸水和吸脂的作用，有助于宝宝大便畅通。

碳水化合物的主要食物来源有谷类、水果、蔬菜等。谷类有水稻、小麦、玉米、大麦、燕麦、高粱等；水果有甘蔗、甜瓜、西瓜、香蕉、葡萄等；蔬菜有胡萝卜、红薯等。

维生素C

维生素C可以促进伤口愈合，增强机体抗病能力，对维持牙齿、骨骼、血管、肌肉的正常功能有重要作用。同时，维生素C还可以促进铁的吸收、改善贫血、提高免疫力、对抗应激反应等。

维生素C主要来源于新鲜蔬菜和水果，水果中以柑橘、草莓、猕猴桃、枣等含量较高；蔬菜中以西红柿、豆芽、白菜、青椒等含量较高。蔬菜中的叶部比茎部的维生素C含量高，新叶比老叶的维生素C含量高，有光合作用的叶部的维生素C含量最高。

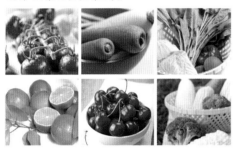

维生素B₁₂

维生素B₁₂又叫钴胺素，是人体重要的造血原料之一，能促进宝宝生长发育，有助于预防贫血和维持神经系统的健康发育，还能增强宝宝食欲。

维生素B₁₂的主要食物来源包括动物的内脏，如牛羊的肝、肾、心，以及牡蛎等；奶及奶制品；部分海产品，如蟹类、沙丁鱼、鳟鱼等。维生素B₁₂含量较少的食物有海产品中的龙虾、剑鱼、比目鱼、扇贝，以及发酵食物。

维生素D

维生素D是钙磷代谢的重要调节因子之一，可以提高机体对钙、磷的吸收，促进骨骼的生长和钙化，健全牙齿，并可防止氨基酸通过肾脏流失。

维生素D的来源并不是很多，鱼肝油、沙丁鱼、小鱼干、动物肝脏、蛋类，以及添加了维生素D的奶制品等都含有较丰富的维生素D。其中，鱼肝油是维生素D最丰富的来源。另外，通过晒太阳也能获得人体所需的维生素D。

维生素K

维生素K有助于维持新生儿体内正常的血液循环，对促进骨骼生长和血液正常凝固具有重要的作用。新生儿极易缺乏维生素K。合理的饮食可帮助宝宝摄取维生素K，有效预防小儿慢性肠炎等疾病。

鱼肝油、蛋黄、奶酪、海藻、藕、菠菜、甘蓝、莴笋、西蓝花、豌豆、大豆油等均是维生素K很好的膳食来源。

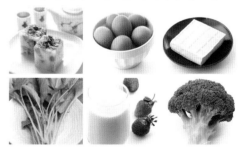

钙

钙是构成人体骨骼和牙齿硬组织的主要元素，除了可以强化牙齿及骨骼外，还可维持肌肉神经的正常兴奋，调节细胞及毛细血管的通透性，强化神经系统的传导功能等。

钙的来源很丰富，乳类与乳制品：牛奶、羊奶、奶粉等；豆类与豆制品：黄豆、毛豆、扁豆、蚕豆、豆腐等；海产品：鲫鱼、鲤鱼、泥鳅、虾、海带、紫菜、蛤蜊、海参等；肉类与禽蛋：羊肉、猪肉、鸡肉、鸡蛋、鸭蛋等；蔬菜类：芹菜、胡萝卜、香菜、黑木耳、蘑菇等；水果与干果类：柠檬、枇杷、苹果、葡萄、干花生、莲子等。

铁

铁元素在人体中参与血红蛋白、细胞色素及各种酶的合成，可促进人体生长，还可在血液中起运输氧和营养物质的作用。人的颜面泛出红润之美，离不开铁元素。人体缺铁会发生小细胞性贫血、免疫功能下降和新陈代谢紊乱，使人的脸色萎黄，皮肤也会失去光泽。

食物中含铁丰富的有动物肝脏、动物肾脏、瘦肉、蛋黄、鸡肉、鱼、虾和豆类；绿叶蔬菜中含铁较多的有菠菜、芹菜、油菜、苋菜、荠菜、黄花菜、西红柿等；水果中以杏、桃、李、红枣、樱桃等含铁较多；干果中以葡萄干、核桃等含铁较多。

锌

锌在核酸、蛋白质的生物合成中起着重要作用，还参与碳水化合物和维生素A的代谢过程，能维持胰腺、性腺、脑下垂体、消化系统和皮肤的正常功能。缺锌会影响细胞代谢，妨碍生长激素轴的功能，导致小儿生长发育缓慢，使其身高、体重均落后于同龄孩子，严重缺锌还会使脑细胞中的二十二碳六烯酸（DHA）和蛋白质合成发生障碍，影响小儿的智力发育。

一般蔬菜、水果、粮食均含有锌，含锌较多的有牡蛎、瘦肉、西蓝花、鸡蛋、粗粮、核桃、花生、西瓜子、板栗、干贝、榛子、松子、腰果、杏仁、黄豆、银耳、小米、白萝卜、海带、白菜等。

膳食纤维

膳食纤维是一种不易被消化的食物营养素，有增加肠道蠕动、减少有害物质对肠道壁的侵害、促进大便的通畅、减少便秘及其他肠道疾病的发生、增强食欲的作用，能帮助小儿建立正常的排便规律，保持健康的肠胃功能，对预防成年后的许多慢性病也有好处。

膳食纤维的食物来源有糙米、胚芽精米以及玉米、小米、大麦等杂粮。此外，水果类、根菜类和海藻类食物中含纤维也较多，如柑橘、苹果、香蕉、洋白菜、菠菜、芹菜、胡萝卜、四季豆、豌豆、薯类和裙带菜等。

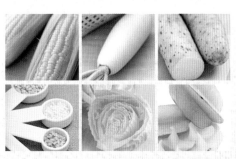

小儿各时期疾病调理

婴儿在出生后便开始阶段性成长，从一个阶段走向下一个阶段都要面临新的挑战，适应下来就可以健康成长，不然就会引起不适以及疾病，所以父母要提前做好功课，防患于未然。

新生儿期

1.新生儿黄疸

大多出生后3~7天出现，绝大多数在一两星期后会自行消退，对健康不会有影响。新生儿的黄疸指数如果偏高，可利用黄疸灯照射，以帮助黄疸的消退。少数严重者或光照后黄疸指数仍继续上升者，则要考虑换血治疗，以免脑部受损而影响智力。

2.尿布疹

婴儿的皮肤极为娇嫩，如果长期浸泡在尿液中，臀部常会出现红色的小疹子，这种情形称为"尿布疹"。最好的预防方法是保持臀部的干燥清洁。每次换尿布时用温水清洗臀部，以棉花轻轻擦干，再抹上婴儿油，并且选用透气的尿布。

3.便秘

刚出生的婴儿大便是褐绿色的，呈黏稠状，以后则逐渐变为黄色的软便，白天大便的次数是三四次。喂母乳的婴儿消化情况比较好，大便的次数较多；吃配方奶粉的宝宝比较容易大便干硬或便秘，最好在两次喂奶间加喂少许开水，这样可以降低便秘的概率。

4.溢奶

几乎所有的新生儿都会溢奶。为减轻或避免溢奶，喂食时应注意：少量多餐；速度放慢；奶瓶的角度不宜太平；喂食后要帮宝宝拍嗝、排气，使其胃中的空气排出，应尽可能让宝宝右侧卧或俯卧，切不可让宝宝平躺，同时上身要稍微抬高。如果溢奶较为严重，则需就医。

婴儿期

1.腹泻

轻微腹泻，首先停用原先吃的食物，只吃葡萄糖或电解质溶液和米汤。等情况改善后，再服食稀释过的牛奶——刚开始从1/4的浓度开始，视排便情形的改善，逐渐增加奶粉的浓度至正常浓度为止。腹泻情况严重或久泻不愈，必须尽快就医。

2.发烧

宝宝发烧时，若口温超过38℃，肛温超过38.5℃时，可使用家中现有的退烧药，但剂量必须详阅退烧药的说明书或请教儿科医护人员。若家中无退烧药，可给

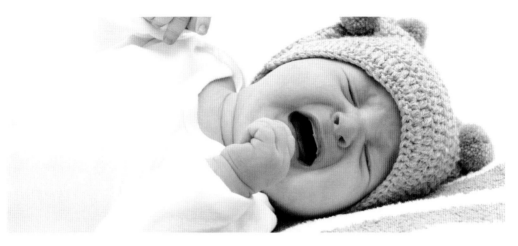

予冰枕或用温水擦拭全身。若宝宝一定时间内还未退烧，应带去医院检查、治疗。

3.痱子

宝宝长痱子是很常见的，一是由于天气炎热，二是穿的衣服过多，使得宝宝容易流汗。痱子大都长在颈部与肩膀。平时需要注意保持环境通风凉爽，宝宝衣服厚薄适当、皮肤清爽干燥。

4.过敏

如果宝宝对某种食物闪躲，并且吃进去会发生呕吐、腹泻的情况，则应怀疑为食物过敏。已经确定某种食物会引起过敏，则应完全回避至少3个月，才能从根本上消除过敏引发的症状。

幼儿期

1.感冒

婴幼儿感冒和成人的感冒不一样，它主要是由于婴幼儿身体的抵抗力非常弱，感染病毒的概率相对于成人来说比较高。同时，因为儿童身体的承受能力比较弱，治疗上不能使用成人的药物，而应当选用温和、中性的药物进行治疗，并遵照医嘱。

2.疹子

宝宝患麻疹、风疹后，需要绝对卧床休息至皮疹消退、体温正常，同时保持床单整洁干燥与皮肤清洁。发热期间给予清淡易消化的流质饮食，如牛奶、豆浆、蒸蛋等；常更换食物品种并做到少量多餐，以增加食欲，利于消化。

3.水痘

水痘一般可在2周内痊愈，主要是对症处理，宝宝应隔离至全部疱疹干燥结痂为止，一般不少于病后2周。发热期应卧床休息，体温高者可予退热剂。供给营养丰富、容易消化、清淡的食物，如牛奶、鸡蛋、水果、蔬菜等，忌吃辛辣之品、鱼、虾等食物。对于体弱的患儿更要注意补充营养。

学龄前期

1.呕吐

小儿的胃小而且薄弱，呕吐多因过

食生冷油腻等不易消化的食物。饮食应注意清淡，呕吐后3~4小时可先喝点温水，呕吐消失后可以吃点稀粥、烂面条，多数患儿在2~3天食欲会逐渐好转。

2.遗尿

不能责罚小儿，父母应给予足够的重视和关心，鼓励小儿克服不良习惯。睡前排尿，并尽量减少小儿对水的摄入量。注意摸清遗尿小儿尿床的时间，养成定时起床排尿的习惯。如无法纠正可考虑在医生的指导下使用药物配合治疗。

3.厌食

学龄前儿童已经能自主进食，且容易发生挑食、厌食的现象。此时，家长应分清这些不良的饮食习惯是由于小儿身体健康问题，还是喂养不当造成的。改善厌食，可以从食物的新鲜和品种的多样性入手，促进小儿食欲的增强。小儿没有食欲时不要强迫小儿吃饭，可采用少食多餐的进食策略。情况严重的，最好在医生指导下进行治疗。

学 龄期

1.近视

此时期是需要养成良好用眼习惯的时期，许多儿童因为缺乏维生素A或用眼过度而导致近视。家长应及早带儿童去医院进行矫正，帮助儿童形成良好的用眼习惯，饮食上多摄入含胡萝卜素和维生素A的食物，另外还可多带儿童进行户外运动。

2.龋齿

此时期的儿童开始换牙，牙齿清洁容易不到位，且喜吃甜食，容易引发龋齿。已经发生龋齿的儿童，要尽早去医院牙科进行治疗。治疗后应注意，不让儿童进食生冷酸甜食物；做好牙齿清洁工作，饭后漱口，刷牙要清洁到位。

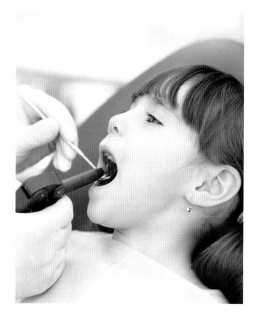

3.急性肾炎

多由儿童上呼吸道细菌或病毒感染引发，引起体内产生的一系列自身免疫反应，造成肾脏损伤。家长应注意儿童的饮食。患病儿童的早期肾小球滤过功能减退，故要控制饮水量，食物中蛋白质和盐的摄入量也要限制。可以给儿童吃一些高糖、含适量脂肪的无盐或少盐食物。

小儿膳食营养指导

儿童的饮食对孩子的影响非常大，其饮食内容会决定孩子的健康，其饮食习惯会影响孩子的成长，家长要优化饮食内容，帮助孩子建立良好的饮食习惯，并拒绝对儿童身体影响不好的食物及饮食方式。

宜

1.宜饮食多样化

已经添加辅食的宝宝，在准备辅食的时候，要经常变换辅食的种类和口味。不同口味和颜色的辅食，能够从视觉和味觉上吸引宝宝的兴趣。宝宝每餐食物种类以2～3种为宜，这样不仅能满足宝宝生长发育对营养的需求，还有益于消化和吸收。每天应进食谷薯类、蔬菜、水果、奶类、豆类及其制品。

2.宜营养搭配均衡

不同食物具有不同的营养成分，宝宝对各类营养成分都有一定量的需求。所以家长在安排宝宝饮食的时候，应注意按比例摄入各种食物，并注意同类食物之间的搭配，如粗细搭配、深色与浅色蔬菜搭配、鱼禽肉类的搭配等。

3.宜根据体质进食

为了宝宝的饮食健康，家长应熟知食物的温凉属性，并能判断宝宝的体质，选择符合宝宝体质的食物。比如宝宝体质属气虚，则应食益气健脾的食物；宝宝体质属痰湿，则应选择清淡、利水除湿的食物；宝宝阴虚火旺，则应选择滋阴清热的食物。需要注意的是，宝宝体质并不是单一不变的，要根据宝宝当时的实际情况选择食物，同时还要根据季节变换调整食物。

4.宜定时定量进餐

定时定量，吃饭有规律，能使宝宝胃肠道有规律地蠕动和休息，从而增加食物的消化吸收率，使胃肠道的功能保持良好状态，减少胃肠疾病的发生。每天准时吃饭，形成规律后，到了吃饭时间，宝宝就会饿了自己要吃的，而且这样更利于宝宝的消化吸收。每天可在上午9点或下午3点适量吃点水果或点心，不能过多，以免影响正餐，时间在两顿饭的中间最好。

5.宜选择清淡饮食

选择少油、少糖、少盐、不辛辣的饮食。清淡饮食最能体现食物的真味，最大程度地保存食物的营养成分。在味觉方面，宝宝的味蕾还很娇嫩，未发育完全，经不起重味刺激。而且由于食盐中的钠离子要靠肾脏来代谢，如果宝宝摄入太多的盐，肾脏的负担就会加重，日后还可能造成高血压、脑血栓。而吃糖太多容易损害孩子的牙齿，也容易造成孩子肥胖或者养成不爱吃饭的习惯。

6.及时鼓励和表扬

每一个孩子都希望得到父母的表扬。父母的夸奖和鼓励，不仅可以培养宝宝的自信心，还能激励宝宝下一次吃饭时表现好。如果宝宝在吃饭时表现不错，家长一定要及时表扬他。在以后进餐的时候，妈妈还可以拿某一次宝宝表现作为范例来激励宝宝，甚至还可以以比赛的形式来鼓励宝宝进餐。

忌

1.忌咀嚼喂养

有些家长喂宝宝时，怕宝宝嚼不烂，习惯于先将食物放在自己嘴里咀嚼，再吐在小勺里或口对口喂养。其实，这样做不利于婴幼儿消化机能的成熟。家长应根据宝宝的年龄特点和消化程度选择食物，烹调时做到细、软、烂。婴儿虽然没有牙齿或牙齿未长齐，咀嚼能力差，但仍是能够消化的。而且，咀嚼喂养是一种不卫生的习惯，会将大人口中的致病微生物如细菌、病毒等传染给宝宝，而宝宝免疫系统尚未发育完全，抵抗力差，很容易因此而引起疾病。

2.忌饮食过量

家长总怕宝宝吃得少，营养跟不上，喜欢给宝宝尽可能多喂一些食物。但是，给宝宝吃得太多，会增加胃肠道负担，引起消化功能紊乱；还会造成营养过剩，造成体内脂肪堆积，易患肥胖症；还会加重大脑胃肠神经及食欲中枢的负担，使大脑皮质的语言、记忆、思维等中枢神经智能活动处于抑制状态，影响智力发育。

3.忌辛辣生冷

宝宝的胃肠道功能尚未发育健全，黏膜血管及相关器官对生冷、辛辣食物的刺激尚不适应，极易引起腹泻、腹痛症状，严重的还会导致脱水、电解质紊乱及酸中毒，甚至危及生命。

生冷食物指的是生的食物，未经过烹饪处理的、比较凉的食物都属于生冷食物。寒凉食物如蛤、蚌、螃蟹、生鱼、生虾、海带、黄瓜、西红柿、香瓜、生地瓜、油菜、黄花菜、空心菜等，都需要适量食用。

辛辣刺激的食物一般包括煎炸食品、辣椒、花椒、大蒜、芥末、胡椒、生姜、大葱、芥菜、香菜、油菜、白萝卜、大头菜、芹菜、韭菜、茴香、烟酒及含酒精饮料等。

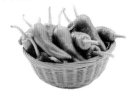

4.忌食糖过量

如果宝宝糖分摄取过多，则容易产生龋齿。并且，体内的B族维生素会因帮助糖分代谢而被消耗掉，从而引起神经系统的B族维生素缺乏，产生嗜糖性精神烦躁症状。还会影响食欲，减少蛋白质和脂肪的摄入。因此，为了宝宝健康成长，家长应限制宝宝食糖。

小儿四季饮食调理

人体会随着气候的变化而变化，一旦跟不上气候的变化，便会产生不适乃至疾病，小儿的成长也要注意加以调节，除了衣着起居，饮食调节也是一大重点。合理的饮食可以帮助小儿应对环境变化带来的影响，从而健康成长。

春季饮食

1.营养均衡

钙是必不可少的，应多给宝宝吃一些鱼、虾、鸡蛋、牛奶、豆制品等富含钙质的食物，并尽量少吃甜食、油炸食品及碳酸饮料，因为它们是导致钙质流失的"罪魁祸首"。

蛋白质也是不可或缺的，鸡肉、牛肉、小米都是不错的选择。

春季时，宝宝对维生素的需要量也大大增加，而各种蔬菜中富含大量维生素及微量元素，故应该多吃；适当地摄取脂肪，对宝宝的成长发育也是很有益处的，建议多让他们吃一些核桃、芝麻、花生等坚果，以补充植物性脂肪。

2.谨防过敏

宝宝春季易过敏，所以饮食上需要特别注意，尤其是过敏体质的宝宝更要小心食用海鲜、鱼虾等易引起过敏的食物。

3.避免上火

春天多风，天气干燥，妈妈一定要注意及时为宝宝补充水分，除了日常饮水外，还可以给1岁以上的宝宝适当喝一些蜂蜜水，既可清肺又可润肠。

另外，还要注意尽量少让宝宝吃膨化食品和巧克力，以免上火；荔枝、橘子等温性水果也不宜食用过多。

4.春季宜食

红薯：红薯所含的纤维质松软易消化，可促进肠胃蠕动，有助排便。因为它富含抗氧化的维生素C、β-胡萝卜素、维生素E、40%以上的纤维，可以预防便秘、排宿便。

绿豆：绿豆具有清热解毒、除湿利尿、消暑解渴的功效。常食能帮助排出体内毒素，促进机体的正常代谢，是清热解毒的佳品，且味道清香，故老少皆宜。

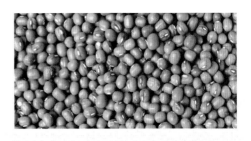

黑木耳：黑木耳中含有一种植物胶质，有较强的吸附力，可将残留在宝宝消化系统的灰尘杂质集中吸附，再排出体外，从而起到排毒清胃的作用。

樱桃：樱桃性温，味甘微酸，具有补中益气、健脾开胃的功效。春季食樱桃可发汗、益气、祛风，但樱桃属温性水果，故不可多食。

夏季饮食

1.增加饮食

夏季气温高，宝宝的消化酶分泌较少，容易引起消化不良或感染肠炎等肠道传染病，需要适当地为宝宝增加食物量，以保证足够的营养摄入。最好吃一些清淡易消化、少油腻的食物，如黄瓜、西红柿、莴笋等含有丰富维生素C、胡萝卜素和无机盐等物质的食物。

2.补充水分

白开水是宝宝夏季最好的饮料。宝宝夏季出汗多，体内的水分流失也多。宝宝对缺水的耐受性比成人差，当有口渴的感觉时，其实体内细胞已有脱水现象了。脱水严重还会导致发热。宝宝每天从食物中获得的水分约800毫升，但宝宝夏季每天应摄入1 100～1 500毫升水。因此，多给宝宝喝白开水很重要，可起到解暑与缓解便秘的双重作用。

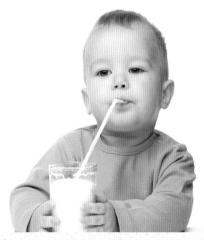

3.少食生冷

冷饮、冷食吃得过多，会冲淡胃液，影响消化，并刺激肠道，使蠕动亢进，缩短食物在小肠内停留的时间，影响宝宝对食物中营养成分的吸收。特别是宝宝的胃肠道功能尚未发育健全，黏膜血管及有关器官对冷饮、冷食的刺激尚不适应，多食冷饮、冷食，会引起腹泻、腹痛及咳嗽等症状，甚至诱发扁桃体炎。

4.夏季宜食

玉米：玉米属于粗粮，玉米煮出来的汤带有甜味，清香不油腻，故宝宝夏季食用，开胃而且不上火。玉米经水煮后，会释放出更多的营养物质。

红豆：红豆具有生津液、利小便、消胀、止吐等功效，它含有较多的膳食纤维，能够较好地帮助宝宝润肠通便。

冬瓜：冬瓜不含脂肪，还是很好的减肥食物，胖宝宝可以多吃一些。因为冬瓜可抑制糖类物质转化为脂肪成分，从而防止体内脂肪堆积。

秋季饮食

1.预防秋燥

秋季天干物燥，饮食不当很容易出现嘴唇干裂、鼻腔出血、皮肤干燥等上火现象，因此妈妈应注意多给宝宝吃些润燥生津、清热解毒及有助消化的水果蔬菜，还要注意少食辛辣食物。另外，除日常饮用白开水外，妈妈还可以用雪梨或柚子皮煮水给宝宝喝，同样能起到润肺止咳、健脾开胃的功效。

2.慎食生冷

秋季宝宝易生消化系统疾病，需特别注意饮食卫生，少吃冷饮，以免对幼嫩的肠胃造成刺激。此外，西瓜属性寒果品，秋季多食易伤脾胃，因此不宜让宝宝多吃。

3.秋季宜食

粥： 刚刚进入秋季，宝宝会有脾胃功能减弱的现象，而粥正是此时调理脾胃最好的食品，秋后早晨喝粥，既可去秋凉，又能防秋燥、和中健胃。

梨子： 吃生梨能明显缓解宝宝上呼吸道感染所出现的咽喉干、痒、痛以及便秘、尿赤等症状；梨煮汤饮则有滋润喉头、补充津液的功效；蒸梨可以起到滋阴润肺、止咳祛痰的作用。

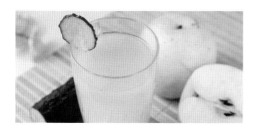

百合： 百合对秋季气候干燥引起的多种儿童季节性疾病有一定的防治作用。鲜百合具有养心安神、润肺止咳的功效，对人体非常有益。

冬季饮食

1.适量摄入高蛋白、高脂肪

现代科学研究证实：在寒冷天气下，机体的内分泌系统会被调动起来，使人体的产热能力增加。但冬季我们所需的能量与其他季节差距并不大，故无需给宝宝过量地增加高蛋白、高脂肪食物来获取更多能量。

2.补充维生素

寒冷气候使人体氧化功能加快，B族维生素代谢也明显加快，饮食中要注意及时补充。维生素A能增强人体的耐寒力，维生素C可提高人体对寒冷的适应能力，并且对血管具有良好的保护作用。

3.摄取无机盐

医学研究表明，如果体内缺少无机盐就容易产生怕冷的感觉，要帮助宝宝抵御寒冷，建议妈妈冬季多让宝宝摄取含根茎的蔬菜，如胡萝卜、土豆、山药、红薯、藕及青菜等，这些蔬菜的根茎中所含无机盐较多。

4.冬季宜食

富含热量的食物： 冬季气候寒冷，为了增强人体抗寒能力，我们的身体会消耗更多的热量。因此，要让宝宝适当增加主食，另外，还要多吃些豆类食物，以及牛肉、鸡肉及鱼等。

富含维生素的食物： 宝宝冬季容易得呼吸道感染等疾病，摄入足够的维生素，就能有效增强他们身体的免疫力。

富含膳食纤维的食物： 膳食纤维能帮助食物的吸收和排泄，保持大便通畅，这有利于身体内毒素的排出。

菌藻类食物： 香菇、猴头菇、银耳等菌类食物及海带、紫菜等藻类食物中含有人体必需的常量和微量元素，有助于宝宝身体的发育成长。

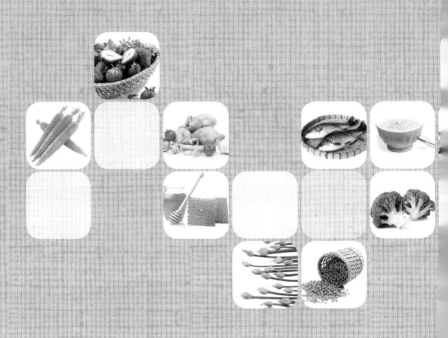

小儿呼吸系统疾病应该这样调理

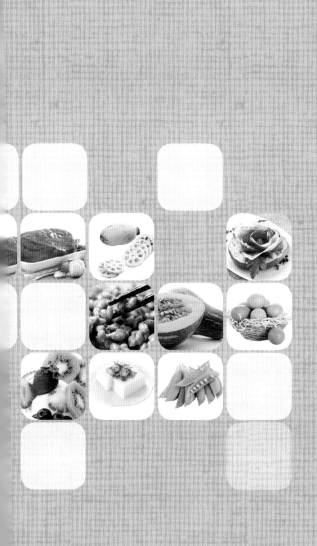

小儿无鼻毛、黏膜娇嫩、血供丰富，故易被感染；小儿的鼻腔、后鼻道、气管、支气管狭窄，纤毛运动较差，清除痰液的能力很差，故容易发生呼吸道堵塞症状；其身体抵抗力又不如成年人，所以发生呼吸道疾病的概率相对较高。本章主要介绍小儿感冒、咳嗽、发热等常见的八种呼吸系统疾病。

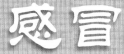

【病·症·介·绍】

感冒又称为"急性上呼吸道感染"，是小儿最常见的疾病。感冒大部分为病毒感染所引起，少数为细菌或肺炎支原体引起。其中急性鼻咽炎、急性喉炎、急性扁桃体炎等，常统称为上呼吸道感染。各种导致免疫力降低的原因，如受凉、淋雨、气候突变、劳累等可使原已存在于上呼吸道的或从外界侵入的病毒或细菌迅速繁殖，从而诱发感冒。

【症·状·表·现】

1.婴幼儿：多骤然起病，以全身症状为主，高热、烦躁不安、头痛、全身不适、乏力，常伴有呕吐、腹泻甚至高热惊厥。

2.年长儿：主要以鼻咽部的局部症状为主，常在受凉后1～3天出现流鼻涕、鼻塞、喷嚏、咽部不适等。

【饮·食·指·导】

1.以易消化食物为主：感冒时最好吃易消化、营养高的食物，如富含蛋白质的豆腐、鱼、肉、鸡蛋、乳制品等。还可多吃富含维生素的黄绿色蔬菜。

2.补充维生素C：预防小儿感冒，最好多吃柑橘、苹果等富含维生素C的水果。

3.注意增加食欲：吃温和、容易吞咽的食物，有助于增加食欲。

4.忌吃生冷刺激性食物：吃生冷刺激性食物不利于小儿感冒的恢复。

5.忌吃肥厚甜腻性食物：吃肥厚甜腻性食物会滋生痰液，加重咳嗽，不利于症状的减轻，使感冒难以痊愈。

【预·防·护·理】

1.积极锻炼身体：加强体格锻炼以增强抵抗力是抵抗病毒的最好方法。

2.避免发病诱因：及时给小儿增减衣服；居室要保持适宜的温度和湿度。

3.避免交叉感染：家中其他成员患了感冒，要注意与小儿保持距离，以免造成传染。

4.做好护理：随时观察小儿体温，如果小儿发热要注意降温；让小儿大量补充水分，加速新陈代谢，同时要保证小儿的休息和睡眠。

蛋黄菠菜泥

口　　味：	鲜
烹饪方法：	煮

/ 原料 / 菠菜150克，鸡蛋50克

/ 调料 / 盐少许

/ 做法 /

1 锅中注水烧开，放入洗净的菠菜，拌匀，焯煮约1分钟，待菠菜断生后捞出，沥干水分。**2** 将鸡蛋打入碗中，取蛋黄备用；再把放凉后的菠菜切成碎末。**3** 汤锅中注水烧热，倒入菠菜末、盐，拌匀，用大火煮沸。**4** 再淋入备好的蛋黄，边倒边搅拌，至液面浮起蛋花后关火，盛出即成。

/ 营/养/功/效 /

蛋 黄菠菜泥中的各种营养成分含量较为均衡，对提高免疫力、防治感冒大有裨益。

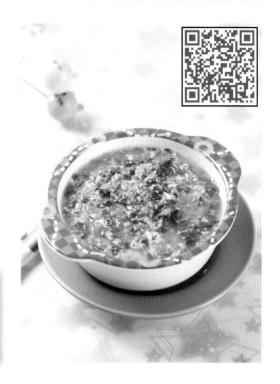

燕麦南瓜泥

口　　味：	甜
烹饪方法：	蒸

/ 原料 / 南瓜250克，燕麦55克

/ 调料 / 盐少许

/ 做法 /

1 将去皮、洗净的南瓜切成片，燕麦加水浸泡。**2** 蒸锅置于旺火上烧开，放入南瓜、燕麦，用中火蒸10分钟取出。**3** 取一个干净的玻璃碗，将南瓜、燕麦倒入其中，加少许盐，搅拌1分钟至泥状，最后将做好的燕麦南瓜泥盛入另一个碗中即可。

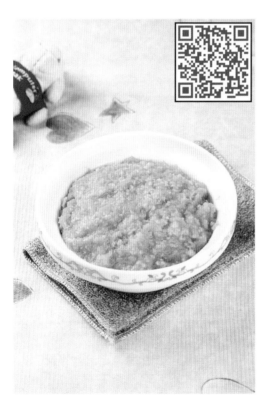

/ 营/养/功/效 /

燕 麦南瓜泥营养丰富，易消化，适合在小儿感冒期间喂食，可增进食欲，促进感冒的痊愈。

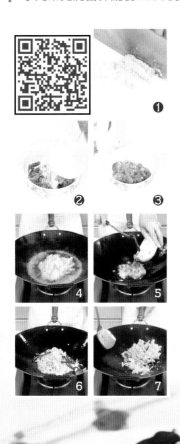

银耳炒肉丝

口　　味：	鲜
烹饪方法：	炒

/ 原料 / 水发银耳200克，猪瘦肉200克，红椒
30克，姜片、蒜末、葱段各少许

/ 调料 / 料酒4毫升，生抽3毫升，盐、鸡粉、
水淀粉、食用油各适量

/ 做法 /

1 泡好的银耳切去根部，再切小块;洗净的瘦
肉、红椒切成丝。2 把瘦肉丝装入碗中，放入
盐、鸡粉、水淀粉，抓匀。3 再注入食用油，
腌渍10分钟。4 锅中注水烧开，加入食用油、
盐，倒入银耳搅匀，煮至沸腾，捞出。5 用油
起锅，放入姜片、蒜末爆香，倒入肉丝，炒至
松散。6 加料酒，炒至肉丝变色，倒入银耳炒
匀，放入红椒丝。7 加盐、鸡粉、生抽炒匀，
加水淀粉勾芡，撒上葱段，炒匀即可。

/营/养/功/效/

本 品含有蛋白质、维生素、辣椒
素，营养丰富且有抑菌、抗病
毒的作用，有利于防治感冒。

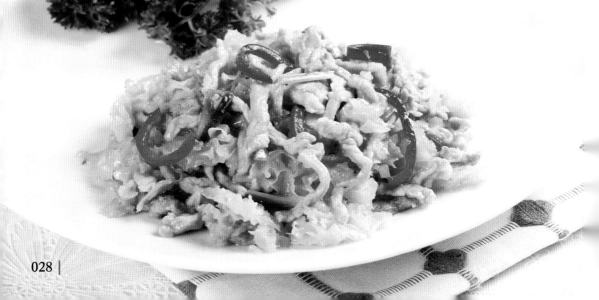

酸萝卜炖排骨

| 口　　味：鲜 |
| 烹饪方法：煮 |

/ 原料 / 排骨段300克，酸萝卜220克，香菜段
　　　　15克，姜片、葱段各少许

/ 调料 / 盐、鸡粉各2克，料酒5毫升

/ 做法 /

1将洗净的酸萝卜切大块。**2**锅中注水烧开，
倒入排骨段，拌匀。**3**煮约90秒，汆去血水，
捞出沥干水分，待用。**4**砂锅中注水烧开，撒
上少许姜片、葱段，倒入排骨段、酸萝卜，
淋入料酒，搅拌匀。**5**盖上盖，烧开后用小火
煮约1小时，至食材熟透，揭盖，加入盐、鸡
粉，拌匀调味。**6**撒上备好的香菜段，拌匀，
煮至断生，关火后盛出即成。

/营/养/功/效/

排骨含有蛋白质、磷酸钙、骨胶
原、钙、铁、磷等营养成分，
可提高小儿免疫力。

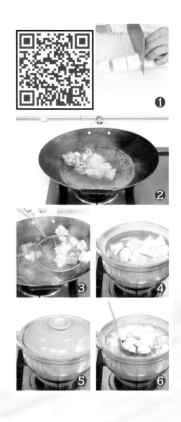

❶

❷

❸　❹

❺　❻

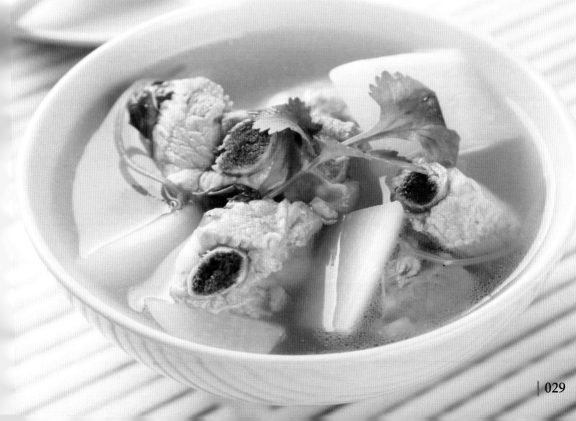

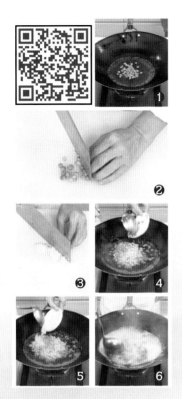

鳕鱼土豆汤

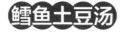

| 口　　味：鲜 |
| 烹饪方法：煮 |

/ 原料 / 鳕鱼肉150克，土豆75克，胡萝卜60克，豌豆45克，肉汤1000毫升

/ 调料 / 盐2克

/ 做法 /

1 锅中注水烧开，倒入豌豆，煮约2分钟捞出，沥干放凉待用。**2** 将豌豆切开；胡萝卜、土豆去皮，切成小丁块。**3** 鳕鱼肉去除鱼骨、鱼皮，再把鱼肉碾碎，剁成细末，备用。**4** 锅置于火上烧热，倒入肉汤，大火煮沸，倒入胡萝卜、土豆、豌豆。**5** 放入鳕鱼肉，用中火煮约3分钟，至食材熟透。**6** 加入盐，拌匀，煮至入味后关火，盛出即可。

/ 营 / 养 / 功 / 效 /

鳕 鱼含有优质蛋白、丰富的维生素和矿物质等营养成分，具有益气补血、提高免疫力等功效。

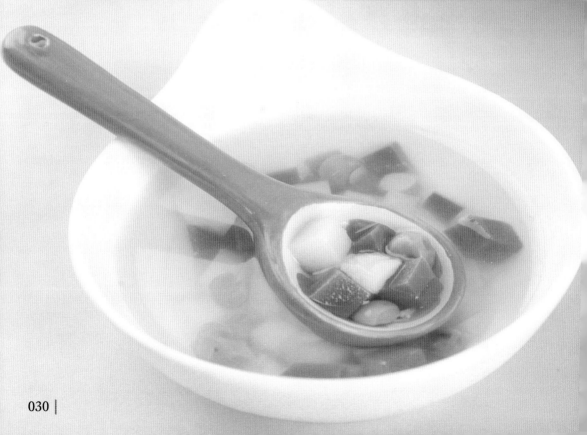

青菜肉末汤

口　　味：鲜
烹饪方法：煮

/ 原料 / 上海青100克，肉末85克

/ 调料 / 盐少许，水淀粉、食用油各适量

/ 做法 /

1 上海青放入沸水锅中，煮约半分钟至断生后捞出，放凉后切碎。**2** 用油起锅，倒入肉末，搅松散，炒至转色。**3** 倒入适量清水、少许盐、上海青，搅拌匀，淋入适量水淀粉，拌匀煮沸。**4** 将煮好的汤料盛出，装入碗中即成。

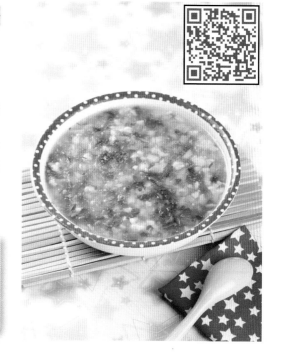

/营/养/功/效/

青 菜肉末汤含有丰富的优质蛋白、膳食纤维、矿物质、维生素，能提高免疫力，防治感冒。

山药蛋糊

口　　味：鲜
烹饪方法：拌

/营/养/功/效/

山 药蛋糊含有优质蛋白、淀粉酶、多酚氧化酶等物质，可以促进营养物质的吸收，提高免疫力。

/ 原料 / 山药120克，鸡蛋1个

/ 做法 /

1 山药去皮，切成薄片，放入蒸盘中，待用。**2** 蒸锅上火烧开，放入蒸盘，然后放入鸡蛋。**3** 盖上锅盖，用中火蒸约15分钟至食材熟透，关火后揭盖，取出食材，放凉备用。**4** 把山药捣成泥状，盛在碗中；取鸡蛋黄，放入碗中，压碎，搅拌至两者混合均匀。**5** 再另取一个小碗，盛入拌好的食材即成。

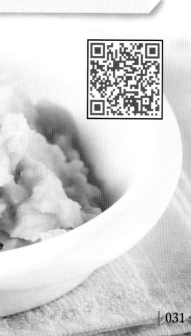

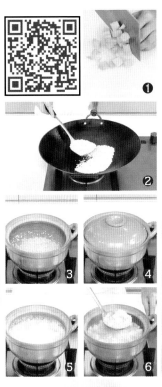

焦米南瓜苹果粥

口　味：淡
烹饪方法：煮

/ 原料 / 大米140克，南瓜肉140克，苹果125克
/ 做法 /

1将南瓜肉切小块；苹果去皮，取果肉，切小块。**2**大米倒入锅中，炒出香味后转小火，至米粒呈焦黄色后盛出。**3**砂锅中注水烧热，倒入大米搅匀。**4**盖上盖，烧开后用小火煮约35分钟，至米粒变软。**5**揭盖，倒入南瓜肉、苹果块，搅匀；盖上盖，用中小火续煮约15分钟，至食材熟透。**6**揭盖，搅拌一会儿，关火后盛出即可。

/ 营 / 养 / 功 / 效 /

南瓜含有南瓜多糖，苹果含有丰富的维生素，两者都能提高小儿免疫力，有助于小儿恢复健康。

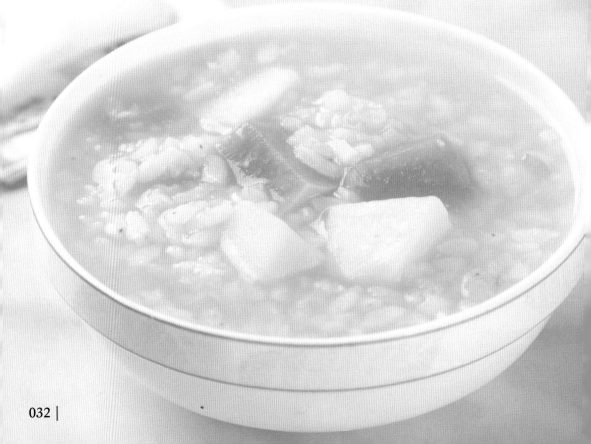

什锦蔬菜稀饭

口　　味：甜
烹饪方法：煮

/ 原料 / 红薯85克，南瓜50克，胡萝卜40克，
花生粉35克，米饭160克

/ 做法 /

1 胡萝卜切粒，红薯切条，南瓜切片，待用。**2** 将南瓜和红薯蒸熟，再剁成泥状。**3** 汤锅中注水烧开，倒入胡萝卜粒、饭，用锅勺将其压散，再拌煮至沸腾。**4** 盖上盖，用小火煮20分钟，揭盖，放入南瓜红薯泥，拌匀，煮至稀饭软烂。**5** 再倒入花生粉拌煮一会儿。**6** 起锅，把煮好的什锦蔬菜稀饭盛出，装入碗中即可。

/营/养/功/效/

本品含有丰富的膳食纤维、胡萝卜素及钾、铁、铜、硒、钙等成分，能提高免疫力，防治感冒。

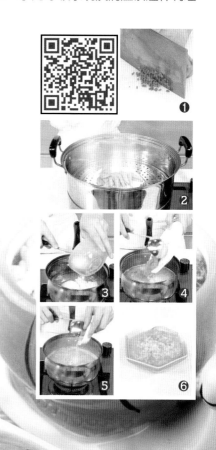

咳嗽

【病·症·介·绍】

咳嗽是婴幼儿生长发育过程中最常见的症状之一，生理性咳嗽有助于清除呼吸道分泌物，是一种保护性反射。小儿轻度咳嗽影响不大，但剧烈咳嗽就要引起家长注意。婴幼儿呼吸道娇嫩，容易受到刺激而咳嗽，且许多疾病特别是呼吸系统疾病都具有咳嗽的症状。

【症·状·表·现】

1.干性咳嗽： 无痰或痰量极少，常见于急慢性咽喉炎、急性支气管炎初期等。

2.湿性咳嗽： 有痰，常见于慢性支气管炎、支气管扩张、肺炎、肺脓肿等。

3.儿童咳嗽变异性哮喘： 多在夜间和清晨干咳，服用抗生素无效但用平喘药有效。

4.支气管哮喘或者喉炎： 咳嗽伴喘息。

5.支气管异物： 在进食过程中因大笑、哭闹等突然出现剧烈呛咳、面色青紫。

【饮·食·指·导】

1.忌油腻： 油炸食品、花生、瓜子等含油脂较多，易滋生痰液，使咳嗽加重。

2.忌鱼腥虾蟹： 以免腥味刺激小儿呼吸道或其蛋白质引起过敏。

3.刺激性食物： 忌冷、酸、辣食物，宜少盐少糖，以免刺激咽喉部，使咳嗽加重。

4.饮食宜清淡： 以新鲜蔬菜为主，适当吃豆制品，可食少量瘦肉或禽、蛋类食品。食物烹调方式以蒸煮为主。水果可给予梨、苹果、柑橘等，量不必多。

5.宜多喝水： 可稀释痰液使其更易排出，并可增加尿量，促进有害物质的排泄。

【预·防·护·理】

1.保证休息： 保证充足的睡眠，增强抵抗力。

2.环境舒适： 调温调湿，合适的湿度有利于呼吸道黏膜活动，有助于气管内壁尘埃排出。

3.缓解按摩： 用手掌轻轻按摩胸前，每次5~15分钟，每天2次，有助于缓解咳嗽。也可以按摩后背，以脊柱为中心向肩胛骨上方按摩。

4.夜间抬高小儿头部： 如果小儿入睡时咳个不停，可将其头部抬高，减少鼻腔内的分泌物向后引流，避免引起喉咙瘙痒，其咳嗽症状便会有所缓解。

知母冬瓜素鸡汤

口　　味：淡
烹饪方法：煮

/ 原料 / 冬瓜300克，素鸡200克，知母15克，
葱花少许

/ 调料 / 盐2克，鸡粉、胡椒粉各少许，芝麻
油、食用油各适量

/ 做法 /

❶将素鸡切成片；冬瓜切成薄片。❷锅中注水
烧开，放入知母。❸盖上盖，用小火煮约15分
钟，至其析出有效成分。❹揭盖，倒入素鸡、
冬瓜片，再淋入适量食用油，盖好盖，煮沸后
用小火续煮约15分钟，至食材熟透。❺取盖，
加入少许鸡粉、盐调味，撇去浮沫，放入少
许胡椒粉、适量芝麻油，拌匀，略煮至汤汁入
味。❻关火后盛出煮好的知母冬瓜素鸡汤，装
入碗中，撒上少许葱花即成。

/营/养/功/效/

本汤能滋阴降火、润肺止咳，尤
其对于小儿肺热咳嗽、阴虚燥
咳有良好的缓解作用。

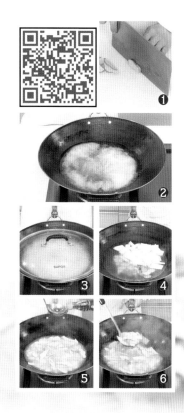

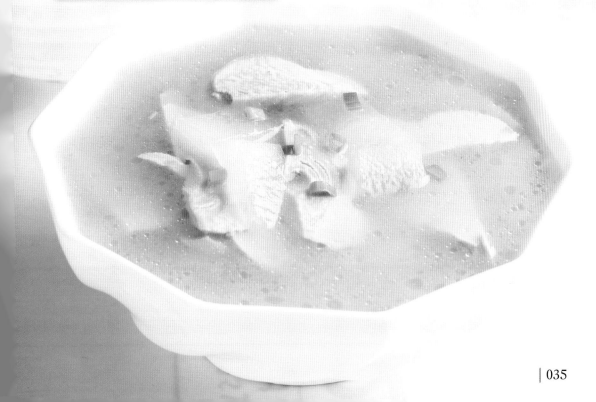

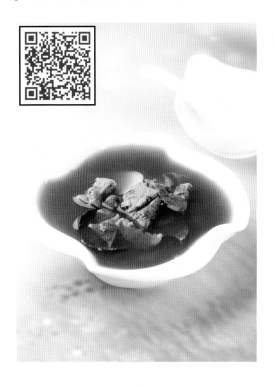

罗汉果杏仁猪肺汤

口　　味：鲜
烹饪方法：炖

/ 原料 / 罗汉果5克，南杏仁30克，姜片35克，猪肺400克

/ 调料 / 料酒10毫升，盐2克，鸡粉2克

/ 做法 /

1 处理好的猪肺切成小块，备用。2 猪肺倒入沸水锅中，汆去血水后捞出，沥干水分，洗净。3 砂锅中注水烧开，放入罗汉果、南杏仁、姜片、猪肺，淋入料酒。4 盖上盖，烧开后用小火炖1小时，至食材熟透。5 揭开盖，放入盐、鸡粉，搅拌至食材入味后盛出即可。

/营/养/功/效/

罗 汉果含有罗汉果苷、果糖、氨基酸、黄酮等成分，可生津润燥、利咽润喉，故能有效缓解咳嗽。

雪梨菠菜稀粥

口　　味：淡
烹饪方法：煮

/ 原料 / 雪梨120克，菠菜80克，米碎90克

/ 做法 /

1 雪梨去皮，去核，再切小块；菠菜切小段。2 用榨汁机分别榨取雪梨汁、菠菜汁，并倒入杯中备用。3 砂锅中注水烧开，倒入米碎，拌匀，盖上盖，烧开后用小火煮约10分钟。4 揭盖，倒入菠菜汁，盖上盖，用中火续煮约10分钟至食材熟透。5 揭盖，倒入雪梨汁，用大火煮沸，拌匀后关火，盛出菠菜雪梨稀粥即可。

/营/养/功/效/

雪 梨含维生素、苹果酸、柠檬酸、胡萝卜素等营养成分，可清热化痰，缓解咳嗽引起的不适。

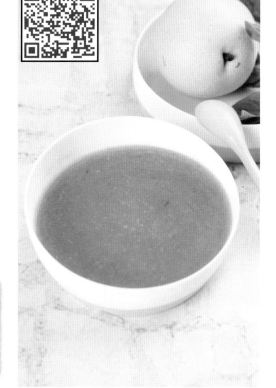

蜂蜜蒸百合雪梨

口　　味：甜
烹饪方法：蒸

/ 原料 / 雪梨120克，百合30克

/ 调料 / 蜂蜜适量

/ 做法 /

1雪梨去除果皮，从1/4处用横刀切断，分为雪梨盅与盅盖。**2**取雪梨盅，掏空中间的果肉与果核。**3**再取盅盖，去除果核，修好形状，待用。**4**把百合、雪梨果肉填入雪梨盅内，均匀地浇上适量蜂蜜，放在蒸盘上静置片刻。**5**蒸锅烧开后放入蒸盘。**6**用大火蒸约10分钟，至食材熟软，取下锅盖，取出即可。

/营/养/功/效/

蜂蜜、百合、雪梨都有润肺止咳的功效，对小儿咳嗽有良好的缓解作用。

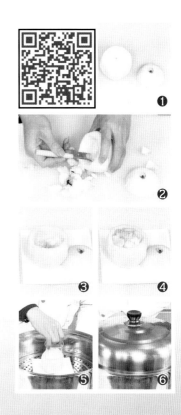

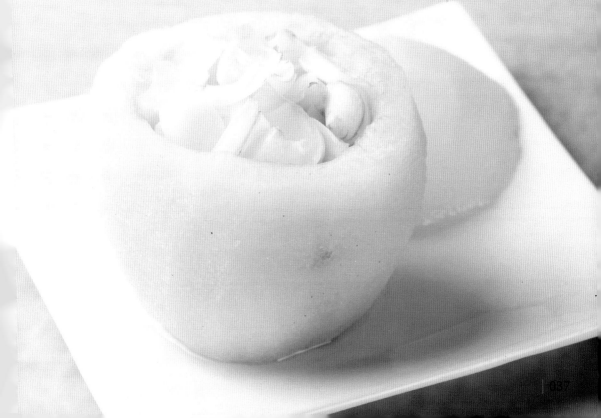

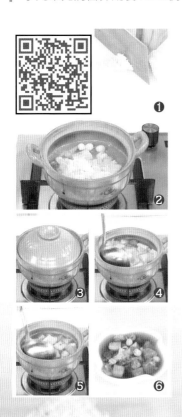

甘蔗木瓜炖银耳

口　　味:	甜
烹饪方法:	炖

/ 原料 / 水发银耳150克，无花果40克，水发莲子80克，甘蔗200克，木瓜200克

/ 调料 / 红糖60克

/ 做法 /

1 银耳切去根部，切成小块；甘蔗敲破，切成段；木瓜去皮，切成丁。**2** 锅中注入水烧开，放入莲子、无花果、甘蔗、银耳。**3** 盖上盖，烧开后用小火炖20分钟，至食材熟软。**4** 揭开盖，放入木瓜，搅拌匀；盖上盖，用小火再炖10分钟，至食材熟透。**5** 揭开盖，放入红糖，拌匀，煮至红糖溶化。**6** 关火后盛出。

/营/养/功/效/

银 耳含有丰富的胶质、多种维生素，归肺、胃、肾经，具有润肺生津、缓解咳嗽的作用。

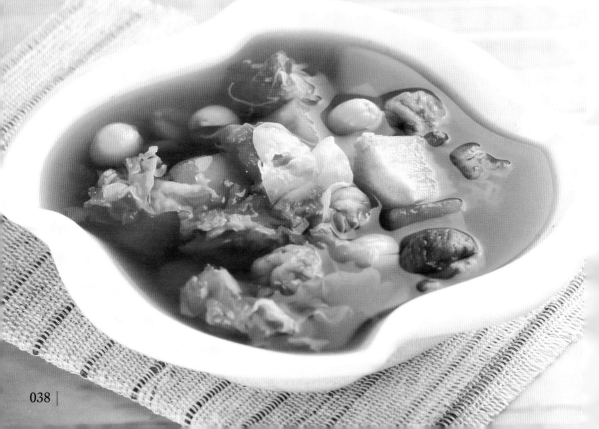

雪梨蜂蜜苦瓜汁

| 口　味：苦 |
| 烹饪方法：榨 |

/ 原料 / 苦瓜160克，雪梨120克。

/ 调料 / 蜂蜜15毫升

/ 做法 /

❶雪梨果肉切成小块，苦瓜切成丁。❷取榨汁机，倒入切好的材料和蜂蜜，注水榨汁，装入杯中即成。

/营/养/功/效/

雪梨、蜂蜜、苦瓜均具有润肺止咳、清热去火的功效，可以有效缓解咳嗽。

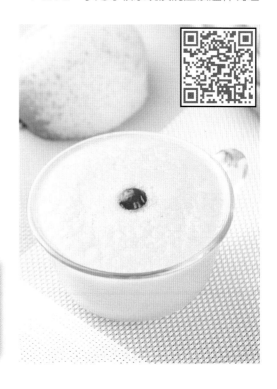

苹果雪梨饮

| 口　味：甜 |
| 烹饪方法：煮 |

/ 原料 / 苹果100克，雪梨70克，红枣少许

/ 做法 /

❶洗净的苹果取果肉，切小块。❷洗好的雪梨取果肉，切小块。❸洗净的红枣取果肉切小块。❹锅置火上，倒入切好的食材，注入适量清水，拌匀。❺烧开后转小火煮约30分钟，至食材析出营养成分。❻关火后揭开盖，盛出煮好的苹果雪梨饮，装入碗中即成。

/营/养/功/效/

雪梨、苹果含有丰富的维生素和矿物质，能润肺止咳，及时为小儿补充水分。

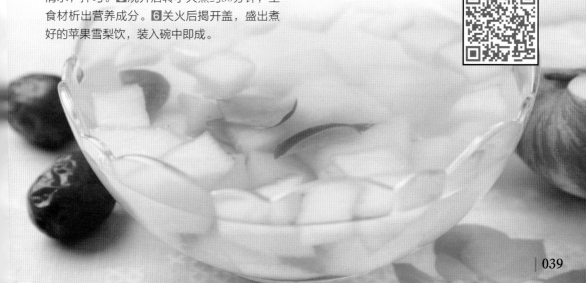

发热

【病·症·介·绍】

发热是指体温高出正常范围，是小儿常见的一种症状。正常腋表体温为36～37℃，小儿体温超过37.4℃可认为是发热。多数情况下，发热是人体发动免疫系统抵抗病原入侵的一个过程。体温的升高与疾病的严重程度不一定成正比，但体温过高或长期发热可使机体各种调节功能受累，从而影响小儿的身体健康。

【症·状·表·现】

1.感染性发热： 是由各种病原体，如细菌、病毒、支原体、真菌、原虫、寄生虫等感染导致的发热。

2.非感染性发热： 由于结缔组织病、恶性肿瘤、内分泌性疾病、累及体温调节中枢的疾病、散热障碍，或由于应用药物、血清制品而引起的发热。

【饮·食·指·导】

1.补充水分： 发热会消耗体内大量水分，补充水分尤为重要。

2.饮食以营养丰富、易消化为主： 宜选用富含优质蛋白质、维生素的流质、半流质食物。

3.保证能量的摄入： 能量摄入尽量不低于需要量的70%，若小儿无食欲，则不要强迫。

4.饮食宜清淡： 发热时肠胃功能下降，故宜选用清淡、易消化食物。

5.忌吃辛辣刺激性食物： 辛辣刺激性食物容易刺激到炎症部位，不利于小儿降温。

【预·防·护·理】

1.加强锻炼： 多进行户外活动，有助于增强小儿体质。

2.衣物适宜： 气候转变时及时增减衣物，以防止小儿过冷或过热。

3.避免传染： 流感期间，尽量避免带小儿去拥挤的公共场所，以减少感染机会。

4.经常通风： 保持室内空气流通，温度、湿度适宜。

5.常换衣服： 小儿发热出汗后容易着凉，所以要经常换上干衣服。

6.物理降温： 在医生指导下用药的同时，可以物理降温，安全且有效，如用温水擦拭小儿全身，或用纱布蘸上30%的酒精擦拭小儿腋窝、腹股沟、脖子等处。

丝瓜百合炒紫甘蓝

口　味：清淡
烹饪方法：炒

/ 原料 / 丝瓜200克，紫甘蓝90克，白玉菇70克，百合50克，彩椒块40克，蒜末、葱段各少许

/ 调料 / 盐3克，鸡粉2克，生抽6毫升，水淀粉、食用油各适量

/ 做法 /

1 白玉菇切段；丝瓜、紫甘蓝切小块。2 沸水锅中加盐，倒入紫甘蓝、丝瓜、白玉菇煮半分钟至断生。3 用油起锅，放入少许蒜末、葱段爆香。4 倒入百合、彩椒块炒香；倒入紫甘蓝、丝瓜和白玉菇，大火炒至熟软，加盐、鸡粉、生抽炒匀。5 倒入适量水淀粉，炒匀至食材熟透入味。

/营/养/功/效/

本品选取富含维生素C的蔬菜，有利于提高抵抗力，加快退烧，使小儿尽早恢复健康。

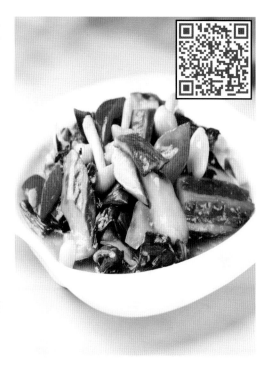

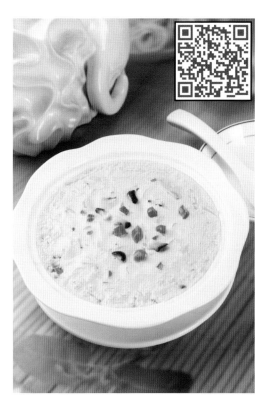

蔬菜蛋黄羹

口　味：鲜
烹饪方法：蒸

/ 原料 / 包菜100克，胡萝卜85克，鸡蛋2个，香菇40克

/ 做法 /

1 香菇去蒂，切成粒；胡萝卜切成粒；包菜切成片。2 锅中注水烧开，倒入胡萝卜，煮2分钟；放入香菇、包菜，拌匀，煮至熟软；捞出，沥干待用。3 取鸡蛋黄，装入碗中，注入少许温开水，拌匀，放入焯过水的材料，拌匀。4 取一蒸碗，倒入拌好的材料，放入烧开的蒸锅中，盖上盖，中火蒸15分钟至熟即可。

/营/养/功/效/

蛋黄含有脂溶性维生素、单不饱和脂肪酸、卵磷脂、磷、铁等营养成分，能补充小儿发热期间消耗的营养。

鱼泥西红柿豆腐

| 口　味：甜 |
| 烹饪方法：炒 |

/ 原料 / 豆腐130克，西红柿60克，草鱼肉60克，姜末、蒜末、葱花各少许

/ 调料 / 番茄酱10克，白糖6克

/ 做法 /

1豆腐剁成泥，草鱼肉切成丁，西红柿去蒂。
2将草鱼肉、西红柿分别用蒸锅蒸熟，再剁成泥。**3**用油起锅，下入少许姜末、蒜末爆香。
4倒入鱼肉泥，拌炒片刻；再倒入豆腐泥，拌炒匀。**5**加入番茄酱、适量清水；下入西红柿，炒匀；放入白糖，拌炒匀。**6**撒入少许葱花，炒匀盛出即可。

营/养/功/效

此菜含有丰富的蛋白质、脂肪、多种维生素、核酸、锌、硒等成分，能增强体质、补中调胃，有助于缓解发热引起的食欲不振。

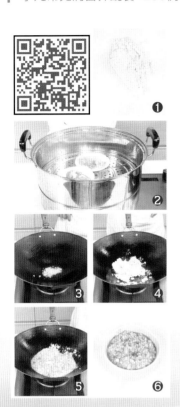

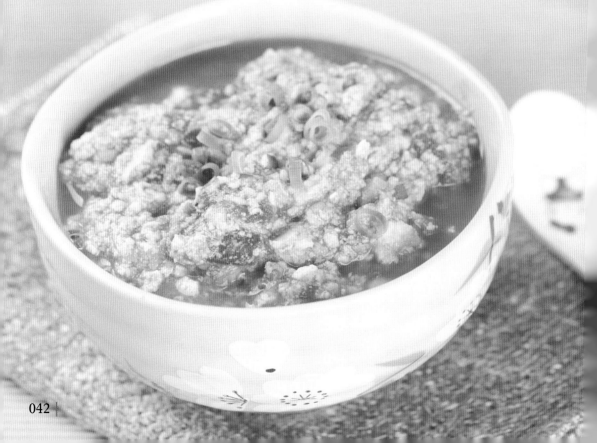

五彩鲟鱼丝

| 口　味：鲜 |
| 烹饪方法：炒 |

/ 原料 / 鲟鱼肉350克，胡萝卜45克，香菇55
克，绿豆芽75克，彩椒50克，姜丝、
葱段各少许

/ 调料 / 盐2克，鸡粉2克，料酒4毫升，水淀
粉、食用油各适量

/ 做法 /

1 胡萝卜切细丝；香菇、彩椒切粗丝；绿豆芽
切去头尾。2 鲟鱼肉去皮，切细丝，加盐、
料酒、水淀粉腌10分钟。3 锅中注水烧开，加
入食用油拌匀，倒入香菇煮1分钟，放入胡萝
卜、彩椒拌匀。4 捞出食材，沥干。5 热锅注
油至五成热，放入鲟鱼丝拌匀，捞出。6 锅底
留油，用少许姜丝爆香；放入焯过水的食材炒
匀；放少许葱段、绿豆芽、鲟鱼丝炒匀。7 加
盐、鸡粉、料酒、水淀粉，大火炒至入味。

/ 营 / 养 / 功 / 效 /

本 品含有优质蛋白、胡萝卜素、叶
酸、膳食纤维、维生素C等营养
成分，可提高免疫力，有助于退烧。

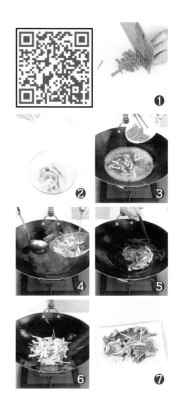

❶ ❷ ❸ ❹ ❺ ❻ ❼

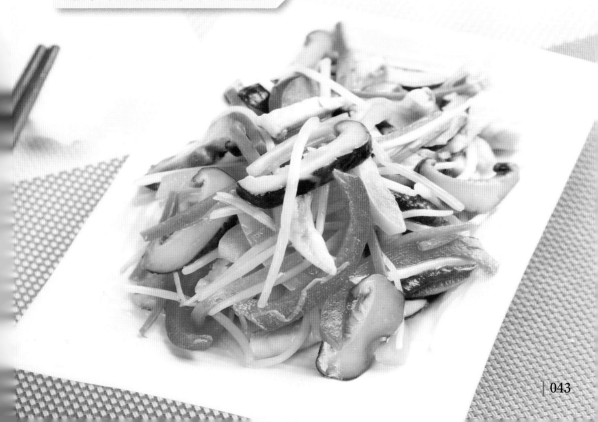

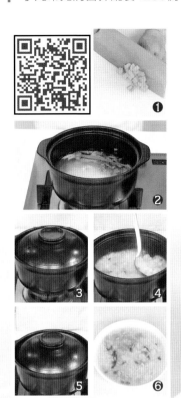

南瓜莲子荷叶粥

口　味：	甜
烹饪方法：	煮

/ 原料 / 南瓜90克，水发莲子80克，水发大米
40克，枸杞12克，干荷叶10克

/ 调料 / 冰糖40克

/ 做法 /

1南瓜去皮，切成小丁；莲子去除莲心。**2**锅中注水烧开，放入干荷叶、莲子、大米、枸杞，搅匀。**3**盖上盖，用大火煮沸，再转小火煮约30分钟，至米粒变软。**4**揭盖，倒入南瓜丁，拌匀，加入冰糖，轻轻搅拌匀。**5**盖好盖，用小火续煮约10分钟，至冰糖完全溶化。**6**关火后揭开盖，搅拌几下，盛出即成。

/营/养/功/效/

本品中南瓜营养丰富，莲子、荷叶清热解毒，煮粥食用，容易消化，适合发热患儿食用。

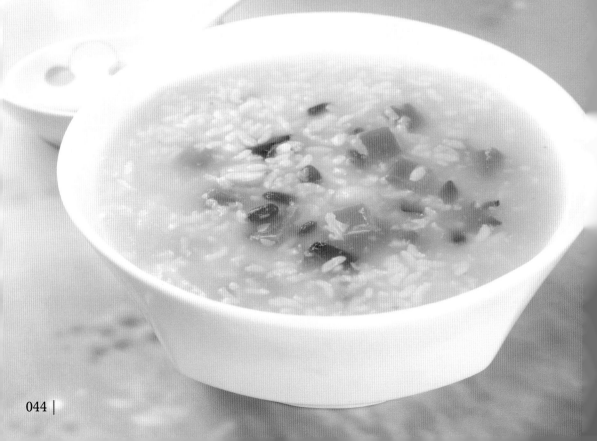

鳕鱼鸡蛋粥

| 口　　味：鲜 |
| 烹饪方法：煮 |

/ 原料 / 鳕鱼肉160克，土豆80克，上海青35
　　　　克，水发大米100克，熟蛋黄20克

/ 做法 /

1 鳕鱼肉、土豆放入蒸锅，中火蒸约15分钟至
其熟软，取出放凉。2 上海青切成粒；熟蛋
黄、鳕鱼肉、土豆压成泥。3 砂锅中注水烧
热，倒入大米搅匀；盖上盖，烧开后小火煮20
分钟至大米熟软。4 揭盖，倒入鳕鱼肉、土
豆、熟蛋黄、上海青，搅均；再盖上盖，小火
续煮20分钟至所有食材熟透。5 揭开盖，搅拌
几下，至粥浓稠；关火后盛出煮好的粥即可。

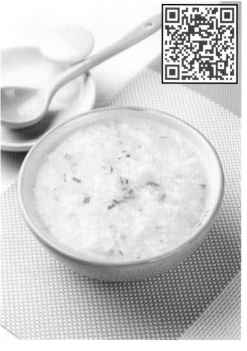

/营/养/功/效/

本 品含有丰富的优质蛋白、维生
素A、维生素D、钙、镁、硒等
营养成分，能补充发热消耗的能量。

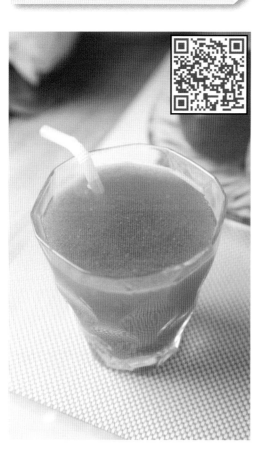

西红柿苹果汁

| 口　　味：甜 |
| 烹饪方法：榨 |

/ 原料 / 西红柿120克，苹果95克

/ 调料 / 白糖适量

/ 做法 /

1 西红柿用开水烫至表皮开裂，捞出放凉待
用。2 西红柿剥除果皮，再切小块；苹果取果
肉切小块。3 取备好的榨汁机，倒入苹果、西
红柿，盖好盖子；选择"榨汁"功能，榨出蔬
果汁。4 断电后倒出西红柿苹果汁，装入杯
中，加入适量白糖，拌匀即可。

/营/养/功/效/

本 品含有苹果酸、柠檬酸、胡萝
卜素、B族维生素、维生素C、
钙、磷等营养成分，具有开胃消食等
功效，可在发热期间为小儿补充水
分，促进食欲。

支气管肺炎

【病·症·介·绍】

支气管肺炎是累及支气管壁和肺泡的炎症，最常见为细菌或病毒感染，也有病毒和细菌混合感染。婴幼儿时期容易发生肺炎，是由婴幼儿支气管管腔狭窄、黏液分泌少、纤毛运动差、肺弹力组织发育差等小儿生理解剖上的特点所导致的。一般小儿肺炎起病急，若孩子感冒初期未重视或治疗不及时，很快会由上呼吸道侵犯至下呼吸道，发展为支气管肺炎。

【症·状·表·现】

1.发热：大多起病急，热型呈不规则热。但如果小儿年龄过小，或免疫力太差，以及重度营养不良时可不出现发热。

2.咳嗽：早期为频繁的刺激性干咳，随后咽喉部出现痰鸣音，恢复期咳嗽有痰。

3.气促：继发热和咳嗽之后出现，呼吸表浅增快，严重者每分钟可达到80次以上，可出现鼻翼扇动、三凹征、面部及四肢末端明显发绀。

4.全身症状：食欲不振、精神萎靡、烦躁不安、轻度腹泻或呕吐。

【饮·食·指·导】

1.饮食宜清淡：少食辛辣、油腻、生冷、甜腻的食物。

2.保证营养：保证蛋白质、维生素以及碳水化合物的摄入，提高抵抗力。

3.多饮水、多吃蔬菜水果：忌吃寒凉性质的水果。

4.注意水和电解质的补充：适当的液体补充有助于气道的湿化。

【预·防·护·理】

1.加强体格锻炼：增强体质，提高免疫力。

2.注意饮食和卫生：培养良好的饮食习惯及卫生习惯。

3.保证休息、注意通风：让小儿有充足的睡眠，房间内保持空气流通。

4.注意护理：当小儿咳嗽难受、呼吸困难时，可以垫高头部和上身；及时清除小儿的鼻痂、鼻腔分泌物。

果仁凉拌西葫芦

口　味：清淡
烹饪方法：拌

/ 原料 / 花生米100克，腰果80克，西葫芦400克，蒜末、葱花各少许

/ 调料 / 盐4克，鸡粉3克，生抽4毫升，芝麻油2毫升，食用油适量

/ 做法 /

1 将西葫芦切成片。2 锅中注水烧开，加盐；倒入西葫芦，拌匀；倒入食用油，煮1分钟至熟；捞出沥干。3 将花生米、腰果倒入沸水锅中，煮半分钟，捞出沥干待用。4 热锅注油，烧至四成热，放入花生米、腰果，炸1分30秒，至散出香味，捞出备用。5 把西葫芦倒入碗中，加入盐、鸡粉、生抽；放入少许蒜末、葱花拌匀；加入芝麻油拌匀。6 倒入炸好的花生米和腰果，搅拌匀后盛入盘中即可。

/营/养/功/效/

本品中西葫芦具有清热利尿、除烦止渴、润肺止咳、消肿散结等功效，适合肺炎患儿食用。

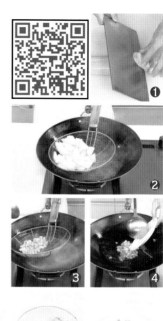

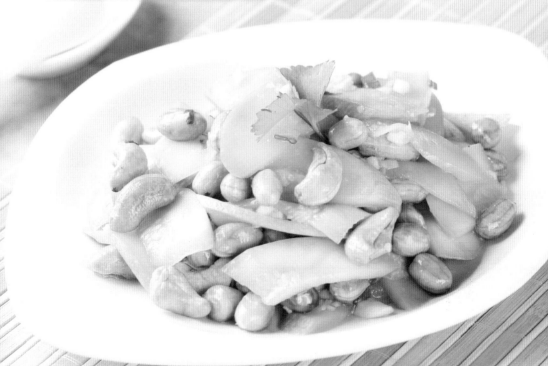

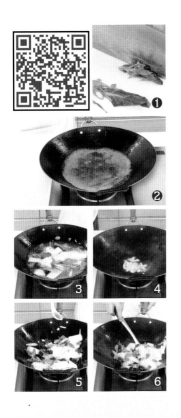

芥蓝炒冬瓜

| 口 味：清淡 |
| 烹饪方法：炒 |

/ 原料 / 芥蓝80克，冬瓜100克，胡萝卜、木耳40克，姜片、蒜末、葱段各少许

/ 调料 / 盐4克，鸡粉2克，料酒4毫升，水淀粉、食用油各适量

/ 做法 /

1 胡萝卜、冬瓜去皮切片；木耳切片；芥蓝切段。**2** 锅中注水烧开，放入食用油、盐，放入胡萝卜、木耳搅匀，煮半分钟。**3** 倒入芥蓝、冬瓜搅匀，煮1分钟后，全部捞出。**4** 用油起锅，放入少许姜片、蒜末、葱段爆香。**5** 倒入焯好的食材，炒匀；放入盐、鸡粉、料酒，炒匀。**6** 倒入适量水淀粉，快速炒匀即可。

/营/养/功/效/

芥蓝含有丰富的维生素C、矿物质、金鸡纳霜等成分，能够润肺止咳，适合小儿肺炎患者食用。

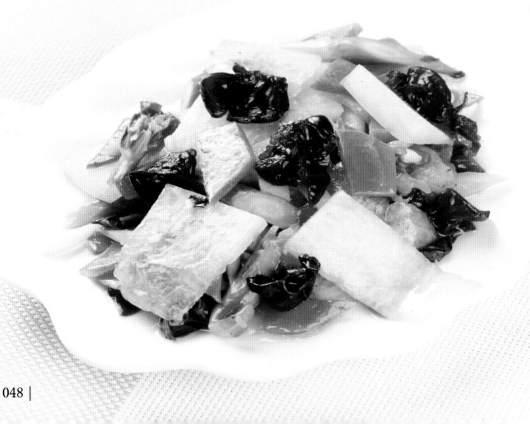

冰糖雪梨柿子汤

口　　味：甜
烹饪方法：煮

/ 原料 / 雪梨200克，柿饼100克

/ 调料 / 冰糖30克

/ 做法 /

1 将柿饼切成小块。**2** 雪梨去核，再把果肉切成丁。**3** 砂锅中注水烧开，放入柿饼块、雪梨丁，搅拌匀。**4** 盖上盖，煮沸后用小火煲煮约20分钟，至材料熟软。**5** 揭盖，加入备好的冰糖调味，拌匀。**6** 用中火续煮一会儿，至冰糖完全溶化。**7** 关火后盛出煮好的冰糖雪梨柿子汤，装入汤碗中即成。

/营/养/功/效/

雪梨有生津润燥、清热化痰之功效，与冰糖、柿子煮汤食用，适合肺炎患儿。

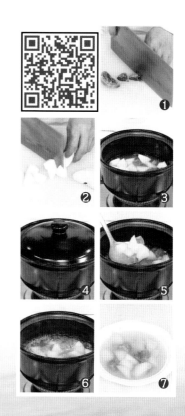

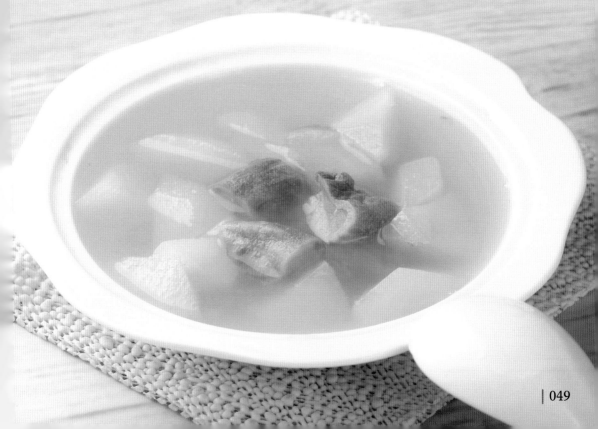

①

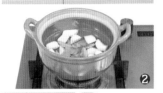

②

③ ④

⑤ ⑥

杏子炖雪梨

口　　味：甜
烹饪方法：煮

/ 原料 / 雪梨150克，杏子90克

/ 调料 / 冰糖25克

/ 做法 /

1 雪梨去皮，去核，再切小块；杏子去皮，取果肉，切小块，备用。**2** 锅中注水烧热，倒入雪梨、杏子，搅拌匀。**3** 盖上盖，烧开后用小火煮约15分钟，至其变软。**4** 揭盖，倒入冰糖，拌匀；盖上盖，用小火续煮约10分钟，至冰糖溶化。**5** 揭开盖，搅拌几下。**6** 关火，盛出煮好的杏子炖雪梨即可。

/营/养/功/效/

本品含苹果酸、柠檬酸、B族维生素等成分，可清热化痰、养心润肺，适合小儿肺炎患者食用。

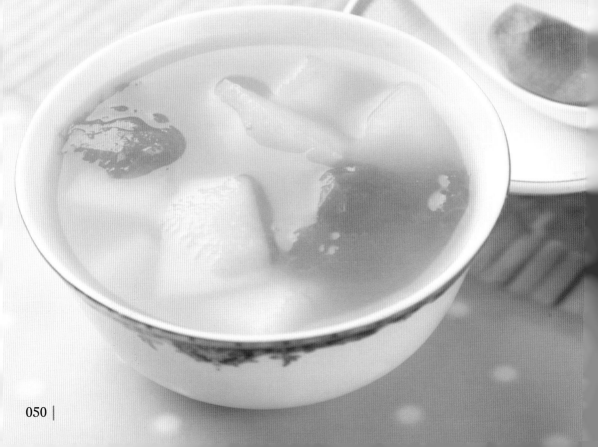

杏仁雪梨炖瘦肉

| 口　　味：鲜 |
| 烹饪方法：炖 |

/ 原料 / 雪梨150克，瘦肉60克，杏仁20克，
　　　　姜片适量

/ 调料 / 盐、鸡粉各1克

/ 做法 /

1 瘦肉、雪梨切块。**2** 锅中注水烧开，倒入瘦肉，氽除血水捞出。**3** 取一空碗，倒入瘦肉、雪梨块、杏仁、适量姜片，加入适量清水、盐、鸡粉，搅匀待用。**4** 取出电蒸锅，放入装有食材的碗，加盖，进入蒸炖模式。**5** 不锈钢锅内放入清水至水位线，炖煮90分钟至炖汤熟透。**6** 断电，揭盖，取出炖汤即可。

/营/养/功/效/

本 菜味道鲜甜，其中杏仁、雪梨都有很好的润肺止咳功效，适合肺炎患儿食用。

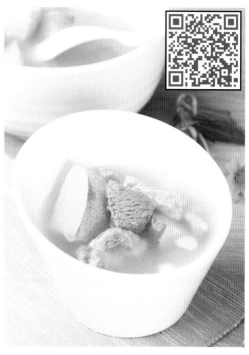

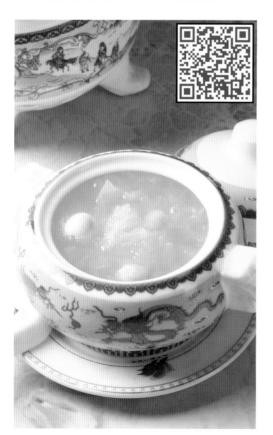

燕窝莲子羹

| 口　　味：甜 |
| 烹饪方法：煮 |

/ 原料 / 莲子30克，燕窝15克，银耳40克

/ 调料 / 冰糖20克，水淀粉适量

/ 做法 /

1 洗净的银耳切除黄色部分，再切成小块，装盘备用。**2** 锅中注水烧开，放入莲子、银耳；盖上盖，用小火煮约20分钟至食材熟软。**3** 揭开盖，放入泡发处理好的燕窝；盖上盖，煮约15分钟至食材融合在一起。**4** 揭开盖，一边搅拌一边加入适量水淀粉，煮至黏稠；放入备好的冰糖，搅拌均匀至其溶化即可。

/营/养/功/效/

莲 子有补血、促进血液循环、增强免疫力等功效，与银耳、燕窝煮成羹汤，营养丰富，适合肺炎患儿食用。

支气管哮喘

【病·症·介·绍】

支气管哮喘是多种细胞和细胞组分共同参与的气道慢性炎症性疾病，是儿童期最常见的慢性呼吸道疾病，与气道高反应性有关。可由病毒、气候变化、内分泌等原因引起，但近年来大部分还是由于过敏原刺激引起的过敏反应导致的。

【症·状·表·现】

1.过敏：因吸入过敏原而诱发，此前多有鼻痒、咽痒、流涕、喷嚏干咳等症状。

2.内源性哮喘：先有呼吸道感染，继而出现咳嗽、吐痰、低热等，后逐渐出现喘息、呼吸困难等症状。

3.反复发作的喘息、呼吸困难：伴有窒息感、胸闷、气短、口周发青等症状。

4.呼气性呼吸困难：胸骨上凹和肋间隙向外凸出，颈静脉突出，呼气延长。

5.全身症状：严重病例可因呼吸不畅采取端坐位，大汗淋漓，因感染诱发的哮喘还可出现发热。

【饮·食·指·导】

1.忌食或少食鱼、虾、蟹、香菜等：可能引起哮喘及腹胀，致使呼吸困难。

2.忌吃过甜、过咸、辛辣食物和冷饮：可能使病情加重或成为哮喘诱因。

3.加强营养：多吃富含维生素、优质蛋白质、矿物质的食物。

4.多饮水：有利于稀释痰液，使痰易排出。

【预·防·护·理】

1.找出过敏原：小儿患哮喘后，家长要协助医生尽快找出过敏原，并避免接触。

2.加强锻炼：增强体质，提高小儿适应气候变化的能力。

3.及时增添衣物：预防呼吸道感染。

4.注意护理：小儿哮喘发作时，家长应立即将小儿扶坐好，用枕头、被子等支撑在小儿身后或让小儿坐在椅子上，双手撑在身后，使得肺内空气压出，以利于呼吸顺畅。

5.减少过敏原：患儿家里不宜养宠物，也不要给患儿买毛绒玩具。

木耳炒百合

| 口　味：清淡 |
| 烹饪方法：炒 |

/ 原料 / 水发木耳50克，百合40克，胡萝卜70克，姜片、蒜末、葱段各少许

/ 调料 / 盐3克，鸡粉2克，料酒3毫升，生抽4毫升，水淀粉、食用油各适量

/ 做法 /

1胡萝卜去皮，切成片；木耳切成小块。**2**锅中注水烧开，加盐，放入胡萝卜片、木耳。**3**淋入食用油，搅匀，煮约1分钟，至食材断生后捞出，沥干待用。**4**用油起锅，放入少许姜片、蒜末、葱段，爆香。**5**倒入百合，炒匀，再淋入料酒，倒入焯煮好的食材，快速翻炒至熟透。**6**转小火，加入盐、鸡粉，淋入生抽；倒入适量水淀粉，翻炒至食材入味。**7**关火后盛出即成。

/营/养/功/效/

本品含有蛋白质、钙、磷、铁、秋水仙碱等成分，能提高免疫力，有助于哮喘的预防和缓解。

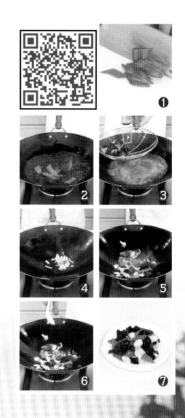

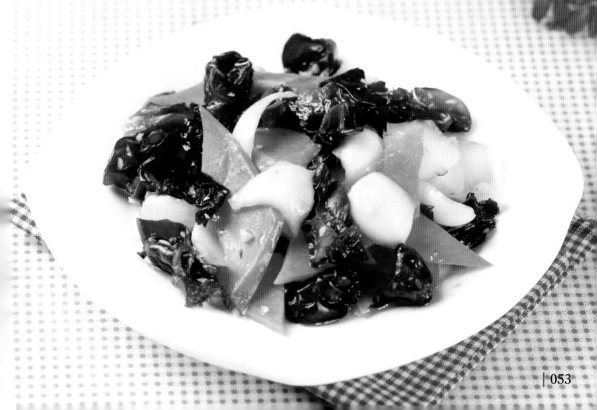

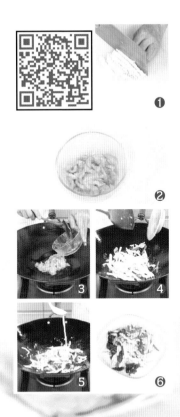

❶

❷

③ ④

⑤ ⑥

白菜木耳炒肉丝

口　　味：鲜
烹饪方法：炒

/ 原料 / 白菜80克，水发木耳60克，猪瘦肉100克，红椒10克，姜片、蒜末、葱段各少许

/ 调料 / 盐、生抽、料酒、水淀粉、白糖、鸡粉、食用油各适量

/ 做法 /

❶白菜切粗丝；木耳切小块；红椒切条。❷猪瘦肉切细丝，加盐、生抽、料酒、水淀粉拌匀，腌10分钟至入味。❸用油起锅，倒入肉丝炒匀；放入少许姜末、蒜末、葱段爆香。❹倒入红椒炒匀，淋入料酒炒匀；倒入木耳炒匀；放入白菜，炒至变软。❺加盐、白糖、鸡粉、水淀粉，炒匀至入味。❻关火后盛出即可。

/ 营 / 养 / 功 / 效 /

黑木耳具有益气强身、活血补血等功效，能提高机体免疫力，有助于哮喘的预防和缓解。

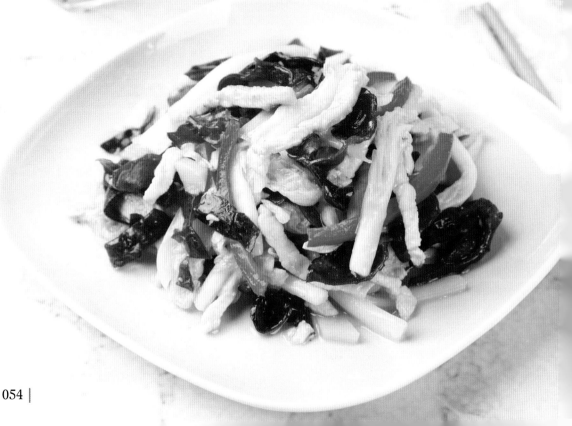

胡萝卜银耳汤

| 口　　味：甜 |
| 烹饪方法：炖 |

/ 原料 / 胡萝卜200克，水发银耳160克

/ 调料 / 冰糖30克

/ 做法 /

1将胡萝卜去皮，对半切开，切滚刀块；银耳切去根部，再切成小块。**2**砂锅中注水烧开，放入胡萝卜块、银耳。**3**盖上盖，用大火煮沸后转小火炖30分钟，至银耳熟软；揭开盖，加入冰糖，搅拌匀。**4**盖上盖，用小火再炖煮约5分钟，至冰糖完全溶化；揭盖，略微搅拌，关火后盛出煮好的胡萝卜银耳汤即可。

/营/养/功/效/

银耳具有滋阴润肺、益胃生津、益气强心的功效，可在一定程度上缓解哮喘。

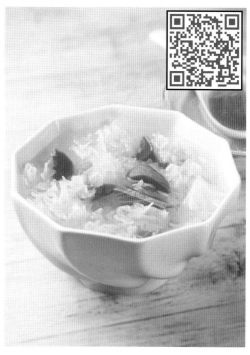

杏仁百合白萝卜汤

| 口　　味：清淡 |
| 烹饪方法：煮 |

/ 原料 / 杏仁15克，百合20克，白萝卜200克

/ 调料 / 盐3克，鸡粉2克

/ 做法 /

1洗净的白萝卜切块，再切条，然后切成丁。**2**砂锅中注入适量清水烧开，放入洗好的百合、杏仁。**3**再加入白萝卜丁，拌匀。**4**盖上盖，用小火煮20分钟至其熟软。**5**揭开锅盖，放入盐、鸡粉，拌匀调味。**6**关火后盛出煮好的杏仁百合白萝卜汤，装入碗中即可。

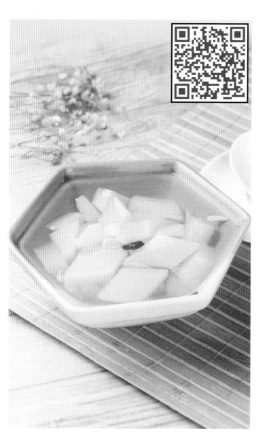

/营/养/功/效/

本汤含有蛋白质、B族维生素、维生素C、秋水仙碱等营养成分，可养心润肺，有助于缓解哮喘。

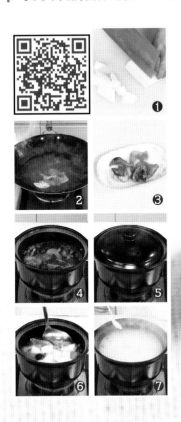

白萝卜炖鹌鹑

口　　味：鲜
烹饪方法：煮

/ 原料 / 白萝卜300克，鹌鹑肉200克，党参3克，红枣、枸杞各2克，姜片少许

/ 调料 / 盐、鸡粉、料酒、胡椒粉各适量

/ 做法 /

1白萝卜去皮，切块。**2**锅中注水烧开，倒入鹌鹑肉搅匀，汆去血渍。**3**淋入料酒拌匀，去除腥味捞出。**4**砂锅中注水烧开，倒入鹌鹑肉、姜片、党参、枸杞、红枣、料酒，搅拌匀。**5**盖上盖，小火煲煮30分钟。**6**揭盖，倒入白萝卜拌匀，再盖上盖，小火续煮15分钟至熟透。**7**揭盖，加盐、鸡粉、胡椒粉拌匀。

/营/养/功/效

鹌鹑肉具有补中益气、保肝护肾、强身健体、益智健脑等功效，适合哮喘患儿的调养。

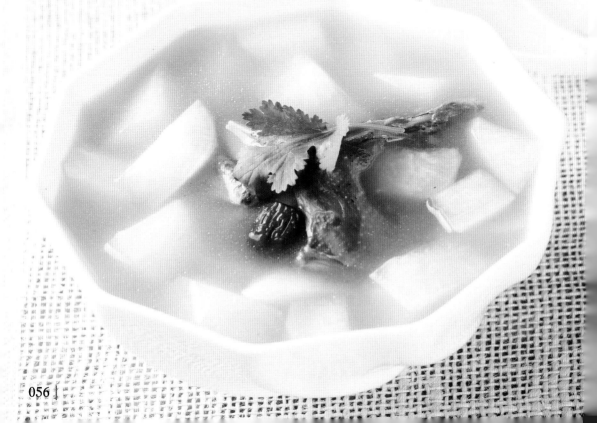

猕猴桃雪梨西米露

口　味：甜
烹饪方法：煮

/ 原料 / 猕猴桃70克，雪梨100克，西米65克

/ 调料 / 冰糖30克

/ 做法 /

1️⃣雪梨切瓣，去核去皮，再切成丁。2️⃣猕猴桃去皮，切成小块，备用。3️⃣砂锅中注水烧开，倒入西米，拌匀。4️⃣盖上盖，用小火煮20分钟。5️⃣揭开盖，放入雪梨、猕猴桃，搅拌匀。6️⃣倒入冰糖，拌匀，煮至冰糖溶化。7️⃣搅拌一会儿，使食材入味后关火，盛入碗中即可。

/ 营 / 养 / 功 / 效 /

雪梨、猕猴桃含有大量维生素C，能提高免疫力，对哮喘有一定的食疗作用。

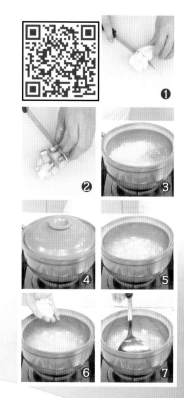

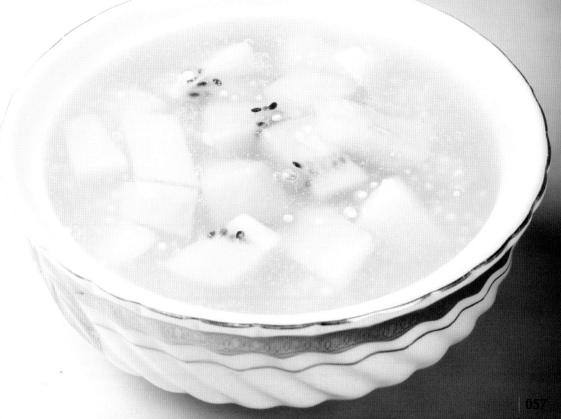

猩红热

小儿猩红热，又名"烂喉痧"，是由一种A组乙型溶血性链球菌引起的急性出疹性呼吸道传染病，以发热、咽峡炎、全身弥漫性猩红色皮疹和疹退后皮肤脱屑为临床特征。冬春季节多发，2~8岁小儿最易被感染。潜伏期一般为1~3天，主要是通过患者的口、鼻分泌物传播。

【症·状·表·现】

1.起病初期： 起病急剧，发热、咽痛，严重者还会出现头痛、呕吐、全身不适等症状。

2.舌头异常： 舌乳头红肿肥大，突出于白色舌苔之中，称为"白色杨梅舌"，而后舌苔变黄、粗糙、有红刺，呈"红色杨梅舌"。

3.皮疹： 发病后24小时有皮疹出现，并持续高热，直至红色粟粒样皮疹遍布全身。出诊后2~4天开始退疹，体温逐渐下降，疹退后7天左右开始脱皮屑。

【饮·食·指·导】

1.患病期： 宜食高热量、高蛋白质、易消化的流食，如牛奶、鸡蛋羹等食物。

2.恢复期： 应逐渐过渡到高蛋白质、高热量的半流质饮食，如鸡泥、肉泥、虾泥。

3.好转期： 可改为软饭。

4.高烧期： 注意补充水分，进食饮料、果蔬。

5.合并急性肾炎： 应给予少盐、低蛋白质、半流质饮食。

6.饮食禁忌： 忌食发物、辛辣、甜腻、过咸、生冷食物及热性水果。

【预·防·护·理】

1.防止传染： 患儿居室应经常开窗通风换气，食具应煮沸消毒。

2.卧床休息： 患儿应住院治疗或在家隔离，注意休息，不与其他小儿接触。

3.皮肤护理： 患儿如果瘙痒可外用炉甘石洗剂，若感染可用医用酒精消毒，大片脱皮不可强行剥离。

4.加强锻炼： 增加小儿运动量，加强锻炼，提高抵抗力。

5.注意预防： 体弱或免疫力低下的小儿可肌内注射青霉素预防。

青菜蒸豆腐

口　味：清淡
烹饪方法：蒸

/ 原料 / 豆腐100克，上海青60克，熟鸡蛋1个
/ 调料 / 盐2克，水淀粉4毫升
/ 做法 /

1 上海青放入沸水锅中，煮至断生后捞出放凉，剁成末。**2** 豆腐压碎，剁成泥；熟鸡蛋黄切成碎末。**3** 豆腐泥、上海青倒入碗中拌匀；加盐拌至溶化；淋入水淀粉拌匀上浆。**4** 将食材装入另一大碗中，抹平；再均匀地撒上蛋黄末。**5** 将大碗放入烧开的蒸锅中，中火蒸约8分钟至食材熟透即成。

/营/养/功/效/

青 菜蒸豆腐含有丰富的蛋白质、维生素，营养丰富且易消化吸收，有助于猩红热的恢复。

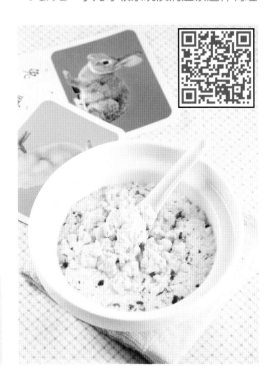

蔬菜浇汁豆腐

口　味：清淡
烹饪方法：蒸

/ 原料 / 豆腐170克，白菜35克，胡萝卜20克，洋葱15克，鸡汤300毫升
/ 调料 / 食用油适量
/ 做法 /

1 豆腐切薄片；洋葱、胡萝卜切成粒状；白菜切丁。**2** 豆腐放入蒸盘，修齐边缘，放入烧开的蒸锅中，中火蒸约10分钟至其熟透后取出。**3** 煎锅烧热，注入适量食用油，倒入洋葱、胡萝卜，炒匀；放入白菜，炒至熟软。**4** 注入鸡汤，拌匀，用大火略煮一会儿。**5** 关火后盛出味汁，浇在豆腐上即可。

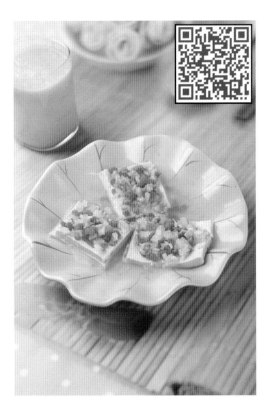

/营/养/功/效/

蔬 菜浇汁豆腐含有蛋白质、维生素、糖类、植物油、铁、钙、磷、镁等营养成分，具有清热润燥、提高免疫力等功效，有助于猩红热的防治。

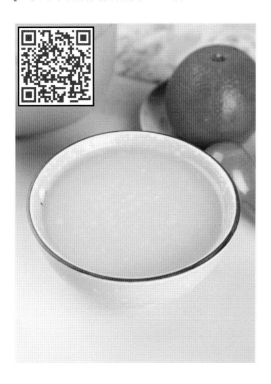

苹果柳橙稀粥

| 口　　味：甜 |
| 烹饪方法：煮 |

/ 原料 / 水发米碎80克，苹果90克，柳橙汁100毫升

/ 做法 /

1 苹果去皮去核，切成小块。2 取榨汁机，放入苹果块，盖好盖，选择"榨汁"功能，打碎呈泥状，断电后取出待用。3 砂锅中注水烧开，倒入米碎，拌匀，盖上盖，烧开后用小火煮约20分钟。4 揭开盖，倒入柳橙汁、苹果泥拌匀，用大火煮至沸腾后关火，盛出即可。

/营/养/功/效/

此 品含有丰富的维生素和矿物质，营养丰富易消化，有助于提高免疫力，且味道酸甜，深受小儿喜爱，适合患儿食用。

糯米薏米红枣粥

| 口　　味：清淡 |
| 烹饪方法：煮 |

/ 原料 / 红枣10克，糯米150克，薏米150克

/ 做法 /

1 砂锅中注入适量清水，用大火烧热。2 倒入备好的糯米、薏米、红枣，搅匀。3 盖上锅盖，烧开后转小火煮1小时至食材熟软。4 揭开锅盖，搅拌均匀。5 关火后将煮好的糯米薏米红枣粥盛入碗中即可。

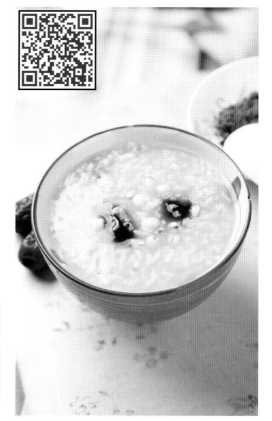

/营/养/功/效/

糯 米、红枣均具有补中益气、健脾养胃、增强免疫力等功效，适合患儿食用。

薏米绿豆百合粥

口　　味：	甜
烹饪方法：	煮

/ 原料 / 水发绿豆160克，水发薏米80克，百合45克

/ 调料 / 白糖4克

/ 做法 /

1 砂锅中注入适量清水烧热，倒入绿豆、薏米。2 盖上盖，烧开后用小火煮约40分钟，至食材熟透。3 揭开盖，倒入洗好的百合，拌匀，用中火煮至熟软。4 加入白糖拌匀。5 煮至白糖溶化。6 关火后盛出煮好的粥即可。

/营/养/功/效/

绿豆、百合均具有清热解毒的功效，且煮粥食用易消化，适合患病期食用。

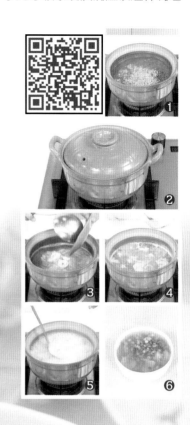

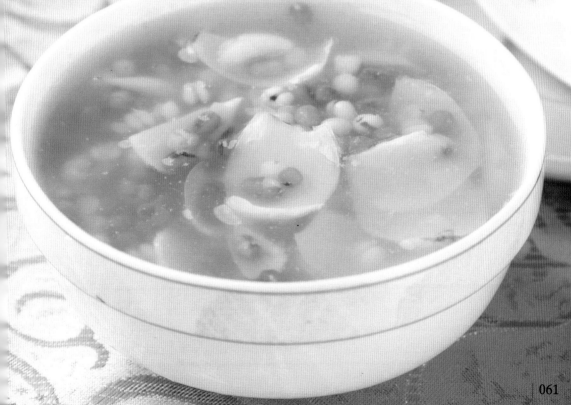

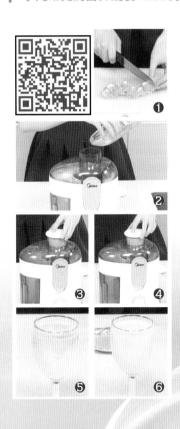

橙汁牛奶

口 味:	甜
烹饪方法:	榨

/ 原料 / 橙子肉200克，纯牛奶100毫升

/ 调料 / 蜂蜜少许

/ 做法 /

1 橙子肉切小块。**2** 取备好的榨汁机，倒入部分橙子肉。**3** 选择第一挡，榨出橙汁。**4** 断电后放入余下的橙子肉，榨取橙汁。**5** 将榨好的橙汁倒入杯中，加入纯牛奶。**6** 加入少许备好的蜂蜜，搅拌匀，饮用即可。

/ 营 / 养 / 功 / 效 /

橙 子富含维生素C，牛奶富含优质蛋白，二者榨汁，有提高免疫力的功效，有助于患儿的恢复。

杨桃甜橙汁

| 口　味：清淡 |
| 烹饪方法：榨 |

/ 原料 / 杨桃165克，橙子120克

/ 做法 /

1 洗净的杨桃切开，去除硬芯，切成块。2 洗好的橙子切成瓣，去除果皮，再切成块，备用。3 取榨汁机，选择搅拌刀座组合。4 倒入切好的杨桃、橙子，注入适量温开水，盖上盖。5 选择"榨汁"功能，榨取果汁。6 断电后将杨桃甜橙汁倒入杯中即可。

/营/养/功/效/

本品含维生素A、维生素C、纤维素、有机酸等成分，可润燥清肠、生津止渴、增强免疫力，适合猩红热患儿饮用。

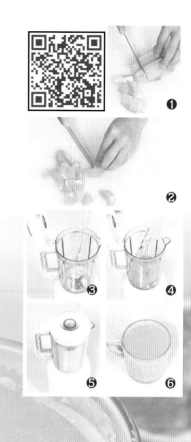

百日咳

【病·症·介·绍】

百日咳是小儿常见的急性呼吸道传染病，致病菌为百日咳嗜血杆菌，患儿是唯一传染源，自潜伏期至病后6周均有传染性，主要通过飞沫传播。百日咳特征为阵发性痉挛性咳嗽，并伴有"鸡鸣样"吸气声。病程较长，如未得到及时有效的治疗，可达数月，故有"百日咳"之称。

【症·状·表·现】

1.卡他炎症期：指从发病直至出现痉咳，一般1~2周，开始症状类似感冒，包括咳嗽、流鼻涕、打喷嚏、轻度发热等，之后其他症状好转而咳嗽加重。

2.痉咳期：一般为2~6周，阵发性痉挛性咳嗽为其主要特点。

3.恢复期：咳嗽减轻，"鸡鸣样"吸气声消失，持续2~3周，若有并发症可迁延数月。

【饮·食·指·导】

1.以易消化食物为主：宜选择细、软、烂、易消化吸收且易吞咽的半流质食物或软食，如牛奶、米粥、汤面、菜泥等。

2.营养要丰富：因病程较长，需要选择能量充足、富含优质蛋白、营养丰富的食物，并且宜少食多餐，呕吐后应再进食，以维持营养需要。

3.饮食宜清淡：忌食辛辣油腻的食物、海鲜发物、生冷食物、温补类药物。

4.补充蔬菜水果：补充维生素和矿物质，以提高免疫力，如菠菜、萝卜、丝瓜、冬瓜、鲜藕及橘、梨、枇杷等。

【预·防·护·理】

1.做好护理：小儿咳嗽严重时，可以竖着将小儿抱起，同时要做好隔离工作。

2.保持良好的室内环境：保持空气新鲜，保持适宜的温度和湿度，必要时使用加湿器。

3.保证充足的睡眠：保证小儿充足的睡眠。

4.安抚鼓励：照顾好小儿的情绪，给予小儿支持和鼓励。

5.预防措施：百日咳流行期间，给小儿用大蒜液滴鼻或每天水煎鱼腥草10克，取煎液分3次口服，可以起到预防效果；接种"百白破"三联疫苗。

橙香山药丁

口　　味：甜
烹饪方法：炒

/ 原料 / 山药260克，橙汁20毫升
/ 调料 / 盐2克，水淀粉6毫升，白糖、食用油各适量

/ 做法 /

1 将洗净去皮的山药切片，再切条形，改切成丁，备用。**2** 用油起锅，倒入山药丁，炒匀；倒入橙汁，炒匀。**3** 加入盐、适量白糖，倒入水淀粉，用大火快速炒匀，至食材熟软入味。**4** 关火后盛出炒好的菜肴即可。

/营/养/功/效/

山药含有多种维生素、氨基酸和矿物质，有增强免疫力、宁咳定喘等功效，适合百日咳患儿食用。

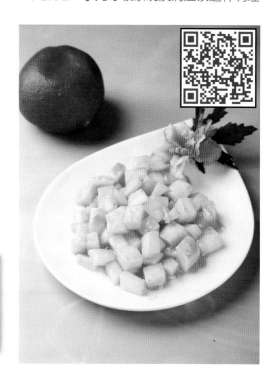

枸杞百合蒸木耳

口　　味：淡
烹饪方法：蒸

/ 原料 / 百合50克，枸杞5克，水发木耳100克
/ 调料 / 芝麻油、盐各适量

/ 做法 /

1 取空碗，放入泡好的木耳，倒入洗净的百合、枸杞。**2** 淋入适量芝麻油，加入适量盐，搅拌均匀；将拌好的食材装盘。**3** 食材放入已注水烧开的电蒸锅中，加盖，调好时间旋钮，蒸5分钟至熟。**4** 揭盖，取出即可。

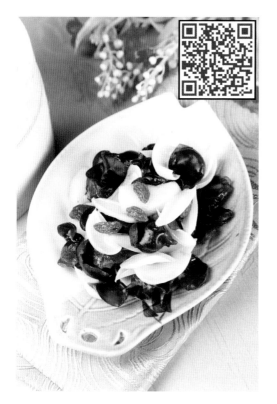

/营/养/功/效/

木耳、枸杞、百合都含有多种维生素和矿物质。三者用盐和芝麻油稍稍调味后进行蒸食，营养丰富，适合百日咳患儿的调养。

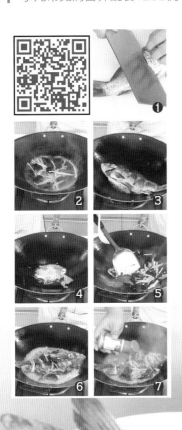

黄花菜木耳烧鲤鱼

口　味：鲜
烹饪方法：煮

/ 原料 / 鲤鱼400克，水发黄花菜100克，水发木耳40克，八角、香叶、姜丝、蒜末、葱段各少许

/ 调料 / 盐3克，鸡粉、白糖各2克，胡椒粉少许，老抽2毫升，生抽4毫升，料酒5毫升，水淀粉、芝麻油、食用油各适量

/ 做法 /

1 木耳切小块；黄花菜切除蒂部；在鲤鱼两面打上花刀。**2** 黄花菜、木耳放入沸水锅中焯煮后捞出。**3** 用油起锅，放入鲤鱼，中小火煎至两面呈焦黄色后盛出。**4** 另起油锅，放入姜丝、蒜末、葱段爆香，倒入八角、香叶。**5** 倒入黄花菜、木耳炒匀，淋上料酒炒香。**6** 注水，放入鲤鱼，加盐、生抽、老抽、鸡粉、白糖拌匀，小火烧煮3分钟至鱼肉熟软。**7** 撒上胡椒粉，转大火收汁；倒入水淀粉勾芡至汤汁浓稠，再淋上芝麻油后关火，盛入盘中即成。

/营/养/功/效/

此 道菜品含维生素、钙、铁、锌等成分，可润肺止咳、理气和中，有利于百日咳的恢复。

冬瓜银耳排骨汤

| 口　味：清淡
| 烹饪方法：煮

/ 原料 / 冬瓜300克，排骨段200克，水发银耳55克，玉竹15克，干百合20克，水发薏米25克，水发芡实30克，茯苓、淮山、桂圆肉各适量，姜片、葱段少许

/ 调料 / 盐2克

/ 做法 /

1 冬瓜切块。**2** 锅中注水烧开，倒入排骨段拌匀，煮2分钟，去除血渍，捞出。**3** 砂锅中注水烧开，倒入排骨段、冬瓜块、芡实、薏米、淮山、茯苓、桂圆肉、玉竹、干百合、银耳，撒上姜片、葱段搅匀。**4** 盖上盖，烧开后转小火煮120分钟至食材熟透。**5** 揭盖，加盐拌匀，改中火略煮至入味。**6** 关火后盛出即可。

/营/养/功/效/

冬瓜可利尿排湿、清热生津，银耳又可润肺止咳，二者加上排骨煮汤，可润肺止咳，且营养丰富。

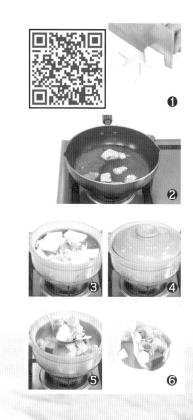

❶

❷

❸　　❹

❺　　❻

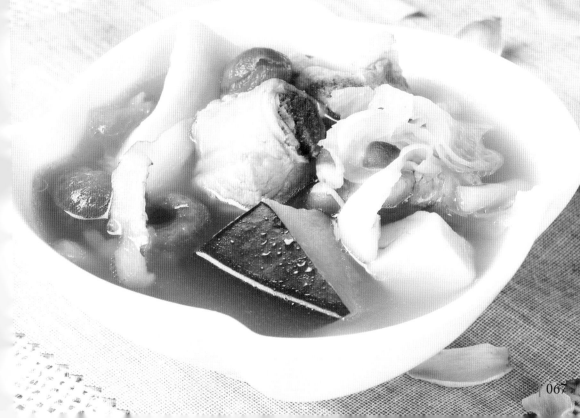

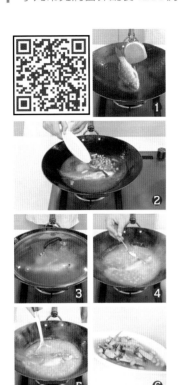

花生鲫鱼汤

口　味：鲜
烹饪方法：煮

/ 原料 / 鲫鱼250克，花生米120克，姜片、葱段各少许

/ 调料 / 盐2克，食用油适量

/ 做法 /

1 用油起锅，放入处理好的鲫鱼，用小火煎至两面断生。**2** 注入适量清水，放入少许姜片、葱段、花生米。**3** 盖上盖，烧开后用小火煮约25分钟至熟。**4** 揭开盖，加入盐。**5** 拌匀，煮至食材入味。**6** 关火后盛出即可。

/ 营 / 养 / 功 / 效 /

本品含蛋白质、维生素A、B族维生素、钙、磷、铁等营养，可增强免疫力，适合百日咳患儿服用。

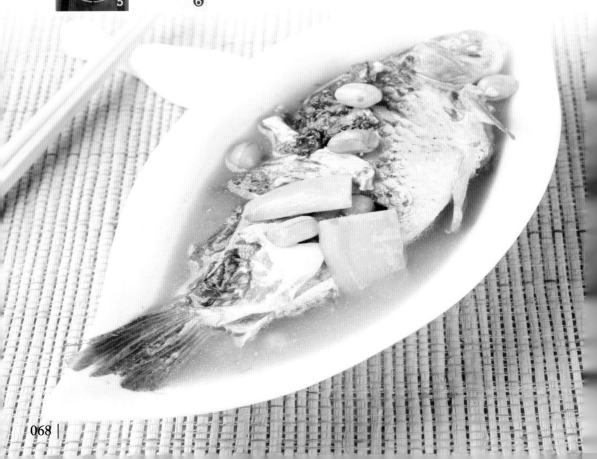

菠菜银耳粥

| 口　　味：鲜 |
| 烹饪方法：煮 |

/ 原料 / 菠菜100克，水发银耳150克，水发大米180克

/ 调料 / 盐2克，鸡粉2克，食用油适量

/ 做法 /

1银耳切小块；菠菜切段。**2**砂锅中注水烧开，倒入大米搅匀。**3**盖上盖，烧开后用小火煮30分钟至大米熟软。**4**揭盖，放入银耳拌匀，盖好盖，续煮15分钟至熟烂。**5**揭盖，放入菠菜拌匀；倒入适量食用油拌匀。**6**加入鸡粉、盐拌匀。**7**把煮好的粥盛出，装入碗中。

/营/养/功/效/

银耳含有天然特性胶质、膳食纤维，可养阴清热、润燥，患儿食用有一定的食疗作用。

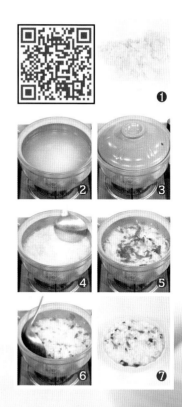

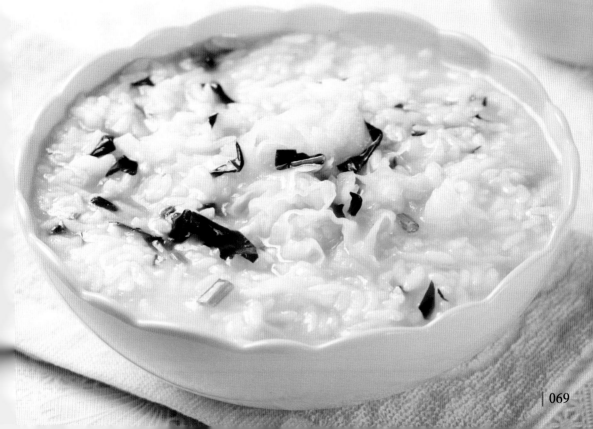

Part

3

小儿消化系统疾病应该这样调理

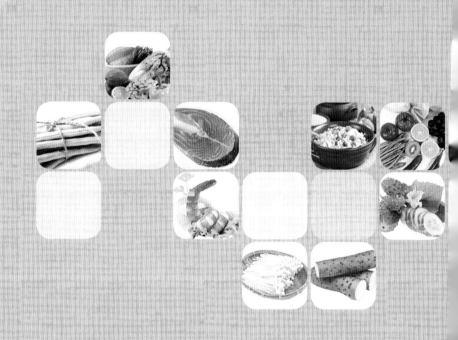

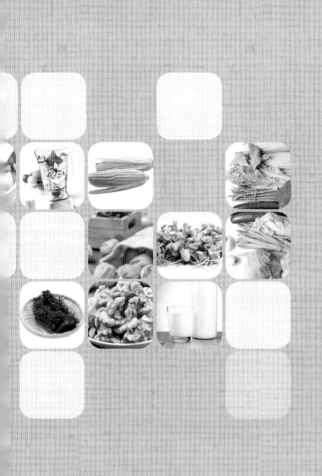

小儿的消化系统处于生长发育时期，生理功能尚不完善，但其正处于生长发育的高峰时期，其需要的营养物质相对来说要比成人多，故要求消化系统要有较高的工作效率。这就造成小儿生理功能和机体需要不相适应。再加上若家长日常喂养不当、天气变化等原因，则小儿易发生消化系统疾病。

小儿鹅口疮

【病·症·介·绍】

鹅口疮又名雪口病、白念菌病，由念珠菌感染所引起，是小儿口腔的一种常见疾病。这种真菌有时也可在成年人口腔中发现，并且大多数不会造成大问题。由于婴幼儿自身抵抗力弱，需要其他人照顾，因此通常都是因为交叉感染来的白色念珠菌导致发生鹅口疮。

【症·状·表·现】

1.典型症状： 口腔黏膜出现乳白色、微高起斑膜，周围无炎症反应，形似奶块。无痛，擦去斑膜后，可见下方不出血的红色创面。

2.伴有疼痛： 在感染轻微时，没有明显痛感，或仅在进食时有痛苦表情；严重时宝宝会因疼痛而烦躁不安、胃口不佳、啼哭、哺乳困难。

3.多发部位及特点： 好发于颊、舌、软腭及口唇部的黏膜，并且白色的斑块不易用棉棒或湿纱布擦掉，有时伴有轻微发热。

4.治疗不及时易引发的症状： 受损的黏膜治疗不及时可不断扩大，蔓延到咽部、扁桃体、牙龈、食管、支气管等，引起念珠菌性食管炎或肺念珠菌病，出现呼吸、吞咽困难；少数可并发慢性黏膜皮肤念珠菌病，影响终身免疫功能。

【饮·食·指·导】

1.忌吃带有刺激性的食物： 当婴儿口中起了口疮，或周围红肿，或产生溃疡时，酸辣刺激性、燥热的食物都能引起疼痛。

2.给予刺激性小、味道好、容易消化的食物： 给予煮烂粥、牛奶、鸡蛋羹、豆腐脑等。

3.补充营养： 要多补充营养丰富的食物，提高小儿免疫力。

【预·防·护·理】

1.注意口腔清洁： 给小儿勤漱口，多饮水。

2.婴幼儿用品清洁彻底： 父母要注意奶瓶、奶头及餐具的清洁消毒工作。婴幼儿进食的餐具清洗干净后再蒸10~15分钟。

3.注意卫生： 哺乳期的母亲在喂奶前应用温水清洗乳晕和乳头；而且应经常洗澡、换内衣、剪指甲，每次抱小儿时要先洗手。

芹菜胡萝卜丝拌腐竹

口 味：清淡
烹饪方法：拌

/ 原料 / 芹菜85克，胡萝卜60克，水发腐竹140克

/ 调料 / 盐、鸡粉、胡椒粉、芝麻油各适量

/ 做法 /

1 芹菜切长段。**2** 胡萝卜去皮，切丝。**3** 腐竹切段。**4** 锅中注水烧开，倒入芹菜、胡萝卜，拌匀，用大火略煮片刻。**5** 放入腐竹，拌匀，煮至食材断生。**6** 捞出所有食材，盛入一个大碗。**7** 加入适量盐、鸡粉、胡椒粉、芝麻油，拌匀至食材入味，装入盘中即可。

/营/养/功/效/

本 菜含蛋白质、胡萝卜素、膳食纤维、磷等营养成分，可增强免疫力，有利于小儿鹅口疮的防治。

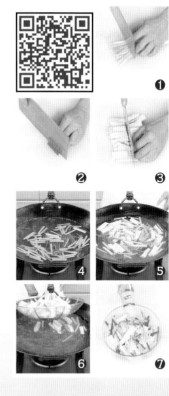

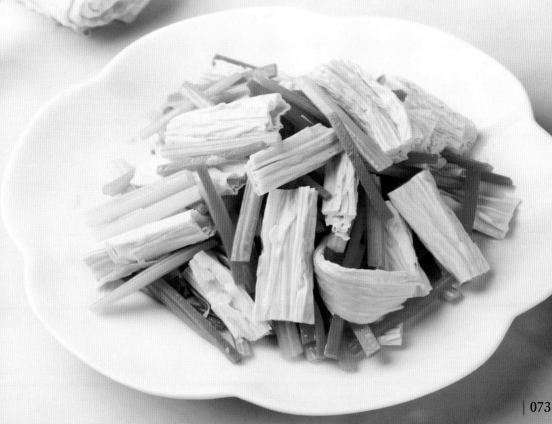

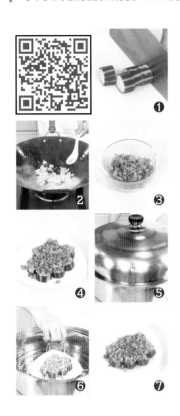

肉末蒸丝瓜

| 口　　味：鲜 |
| 烹饪方法：蒸 |

/ 原料 / 肉末80克，丝瓜150克，葱花少许

/ 调料 / 盐、鸡粉、老抽各少许，生抽、料酒各2毫升，水淀粉、食用油各适量

/ 做法 /

1 将丝瓜去皮，切成棋子状的小段。**2** 用油起锅，倒入肉末炒匀，至肉质变色，淋入料酒炒香、炒透。**3** 再倒入生抽、老抽，炒匀；加鸡粉、盐炒匀；倒入适量水淀粉，炒匀，制成酱料盛出。**4** 丝瓜段摆入蒸盘，再放上备好的酱料，铺匀。**5** 蒸锅上火烧开，放入蒸盘，大火蒸约5分钟，至食材熟透。**6** 关火后取出蒸好的食材。**7** 趁热撒上少许葱花，浇上热油。

/营/养/功/效/

丝 瓜可清热解毒，肉末含优质蛋白，能提高免疫力，且本品清淡、易消化，适合鹅口疮患儿食用。

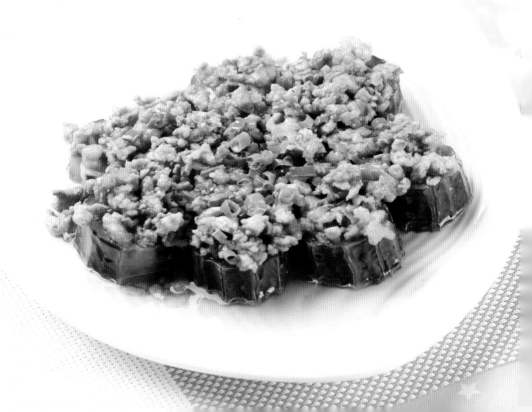

莲藕花生鸡爪排骨汤

口　　味：鲜
烹饪方法：煮

/ 原料 / 排骨100克，鸡爪70克，莲藕块100克，水发眉豆50克，水发花生50克，适量高汤

/ 调料 / 盐2克

/ 做法 /

1砂锅中倒入适量高汤烧开。**2**锅中倒入莲藕块，再加入洗好的眉豆和花生。**3**将洗净的排骨和鸡爪也倒入锅中，搅拌均匀。**4**盖上锅盖，烧开后转中火煮3小时至食材熟软。**5**揭开锅盖，加入盐，搅匀调味。**6**将煮好的汤料盛出，装入碗中，待稍微放凉即可食用。

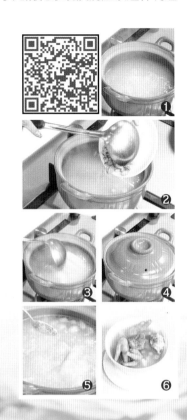

营/养/功/效

此汤含有优质蛋白、维生素和矿物质，营养丰富，适合鹅口疮患儿恢复期食用。

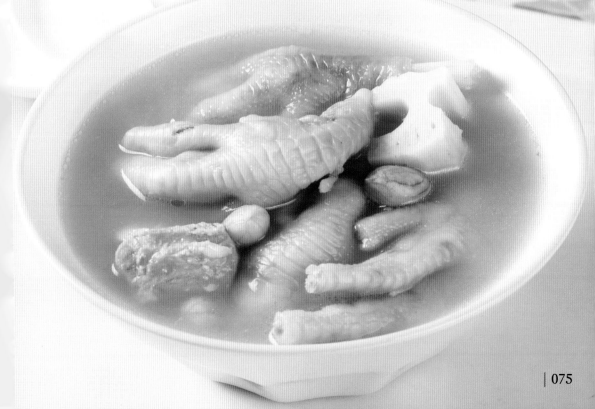

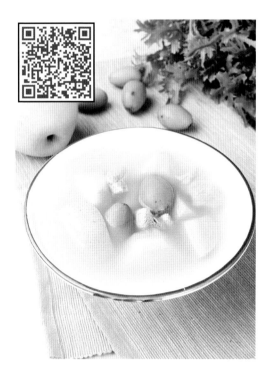

橄榄雪梨煲瘦肉汤

| 口　　味：鲜 |
| 烹饪方法：煮 |

/ 原料 / 青橄榄90克，瘦肉100克，雪梨200克

/ 调料 / 盐2克

/ 做法 /

1将洗净的青橄榄拍扁；洗好的雪梨切开，去籽，切成块；洗净的瘦肉切块。**2**锅中注水烧开，倒入瘦肉块，汆煮片刻后关火，捞出沥干水分待用。**3**砂锅中注水烧开，倒入瘦肉块、青橄榄、雪梨块，拌匀。**4**加盖，大火煮开转小火煮2小时至食材熟透；揭盖，加盐，稍稍搅拌至入味。**5**关火后盛出即可。

/营/养/功/效/

瘦肉富含优质蛋白，橄榄、雪梨富含维生素。本品能提高免疫力，且柔软易消化，适用于鹅口疮患儿。

鱼肉菜粥

| 口　　味：鲜 |
| 烹饪方法：煮 |

/ 原料 / 水发大米85克，草鱼肉60克，上海青50克

/ 调料 / 盐少许，生抽2毫升，食用油适量

/ 做法 /

1上海青剁成末；草鱼肉去皮切丁。**2**选择榨汁机"绞肉"功能，将草鱼肉绞成细末后取出。**3**用油起锅，倒入草鱼肉翻炒至松散；再淋入生抽炒香炒透；放入少许盐炒至入味；关火后盛出。**4**汤锅中注水烧开，放入大米；盖上盖，大火煮沸后转小火煮30分钟至米粒熟软。**5**揭盖，倒入草鱼肉搅匀；放入上海青，搅拌几下，续煮片刻至全部食材熟透。**6**关火后盛出即成。

/营/养/功/效/

草鱼营养价值较高，富含蛋白质和氨基酸，能补充患儿营养，提高免疫力，且清淡易消化，有助于鹅口疮患儿的恢复。

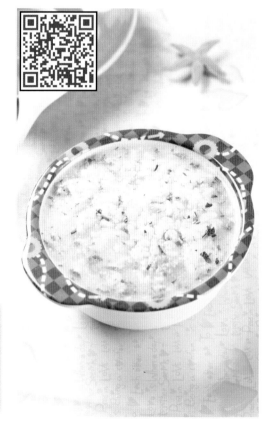

紫薯百合银耳羹

口　味：清淡
烹饪方法：炖

/ 原料 / 水发银耳180克，鲜百合50克，紫薯
　　　　120克

/ 调料 / 白糖15克，水淀粉10毫升，食粉适量

/ 做法 /

1 紫薯切成丁。2 锅中注水烧开，加入适量食粉，放入银耳，拌匀，煮2分钟后捞出，沥干备用。3 砂锅中注水烧开，放入紫薯、鲜百合、银耳，搅拌均匀，盖上盖用小火炖15分钟。4 揭盖，加入白糖搅匀，煮至白糖溶化。5 倒入水淀粉，搅至汤汁黏稠后，盛出即可。

/营/养/功/效/

本品含丰富维生素、膳食纤维，可清热解毒、增强免疫力，且易消化，适合鹅口疮患儿。

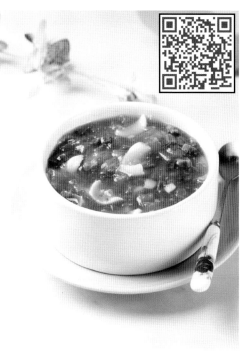

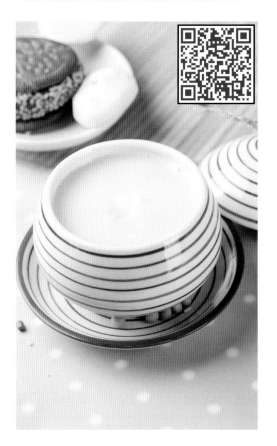

大米百合马蹄豆浆

口　味：清淡
烹饪方法：榨

/ 原料 / 水发黄豆40克，水发大米20克，马蹄
　　　　50克，百合10克

/ 调料 / 白糖适量

/ 做法 /

1 洗净去皮的马蹄切小块。2 把已浸泡4小时的大米、浸泡8小时的黄豆倒入碗中，注入适量清水，用手搓洗干净。3 将大米和黄豆倒入滤网，沥干水分。4 把黄豆、大米、百合、马蹄倒入豆浆机中，倒入清水，至水位线即可。5 盖上豆浆机机头，选择"五谷"程序，选择"开始"键，开始打浆，待豆浆机运转约15分钟，即成豆浆。6 将豆浆机断电，取下机头，用滤网把豆浆滤入碗中，放入白糖拌匀即成。

/营/养/功/效/

马蹄含有蛋白质、纤维素、维生素等营养成分，具有凉血解毒的功效，适合鹅口疮患儿食用。

小儿呕吐

小儿呕吐是小儿时期最常见的症状之一，是在各种因素刺激下，由于食管、胃或肠道呈逆蠕动并伴有腹肌强力痉挛和收缩，迫使胃和食道内食物从口和鼻涌出。呕吐可以是独立的症状，也可以是其他疾病的伴随症状。

【症·状·表·现】

1.溢乳： 又称漾奶，多见于出生不久的婴儿，这是因为婴儿的胃呈水平位置，且胃部肌肉发育不成熟，食管等胃部连接处的贲门比较松弛，故容易出现溢奶。

2.一般呕吐： 呕吐前常有恶心，多见于胃肠道感染性疾病、胃肠炎、细菌性痢疾等；呼吸道感染也可因剧烈咳嗽引发呕吐。

3.喷射性呕吐： 呕吐前无感觉，食物突然呈喷射状自鼻腔或口腔大量喷涌而出。大部分是由于婴儿吃奶时吞入大量空气或胃肠道先天畸形，或由于脑炎、脑膜炎、颅内出血、颅内肿物导致颅内高压状态所致。

【饮·食·指·导】

1.多饮水： 少量多饮，以防失水过多而脱水。水温应冬季偏热、夏季偏凉。

2.暂时禁食： 大约4~6小时，等待呕吐反应过去。

3.合理饮食： 饮食清淡，少食多餐。吐后应先用流食、半流食（如大米粥或面条），逐渐过渡到正常饮食。

【预·防·护·理】

1.防止溢奶： 婴幼儿吃完奶后将其抱起并轻拍其背部，以排出空气，之后可取右侧卧位，并略抬高其上半身。

2.及时诊治： 长时间剧烈呕吐会使小儿营养丢失，水和电解质紊乱，故应及时诊治。

3.注意观察： 观察小儿精神状况、皮肤弹性、体重下降程度和小便量，以防脱水。

4.观察小儿呕吐情况： 呕吐与饮食及咳嗽的关系、呕吐次数、呕吐的内容物等。

5.卧床休息： 尽量少变换体位，否则易引起再次呕吐。

6.加强锻炼： 增强体格，提高免疫力，防止细菌、病毒感染。

猕猴桃鲜藕汤

口　　味：甜
烹饪方法：煮

/ 原料 / 猕猴桃40克，莲藕100克，姜片少许

/ 调料 / 料酒4毫升，食用油、冰糖各适量

/ 做法 /

1猕猴桃、莲藕洗净去皮，再切丁。**2**热锅注油烧热，放入少许姜片爆香，淋入料酒，注水烧开。**3**倒入猕猴桃、莲藕，加入适量冰糖。**4**盖上锅盖，煮2分钟至入味。**5**掀开锅盖，搅拌片刻。

/营/养/功/效/

本品含有蛋白质、氧化酶等成分，可调中开胃、促进消化，对食积所致的呕吐有缓解作用。

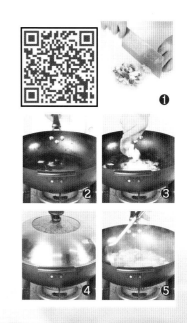

❶

❷　❸

❹　❺

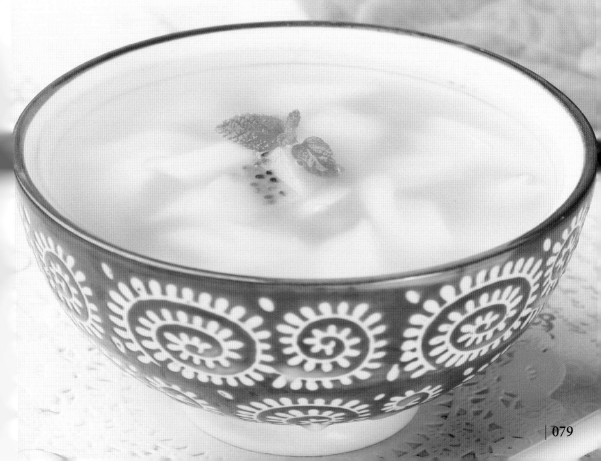

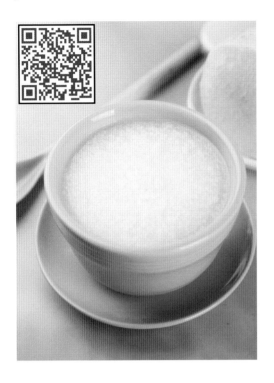

白萝卜稀粥

口　味：清淡
烹饪方法：煮

/ 原料 / 水发米碎80克，白萝卜120克

/ 做法 /

❶白萝卜去皮，切成小块，装盘待用。❷取榨汁机，选择搅拌刀座组合，放入白萝卜，注入少许温开水，盖上盖，选择"榨汁"功能，榨取汁水，倒入碗中，备用。❸砂锅置于火上，倒入白萝卜汁，盖上盖，用中火煮至沸；揭盖，倒入米碎，搅匀。❹盖上盖，烧开后用小火煮约20分钟至食材熟透，揭盖搅拌一会儿。

/营/养/功/效/

白萝卜有清热化痰、下气的作用，对于胃热呕吐、恶心吞酸、身热口渴的呕吐患儿尤为适宜。

山楂芡实陈皮粥

口　味：清淡
烹饪方法：煮

/ 原料 / 水发大米130克，山楂85克，芡实25克，陈皮8克

/ 调料 / 盐、鸡粉各少许

/ 做法 /

❶山楂去头、尾、核，切成小块；陈皮切细丝，备用。❷砂锅中注水烧开，倒入大米、芡实、陈皮丝，轻轻搅拌一会儿，使米粒散开。❸盖上盖，烧开后用小火煲煮约30分钟，至米粒变软。❹揭盖，倒入山楂，拌匀，使其浸入米粒中；盖上盖，用小火续煮约10分钟，至食材熟透。❺取盖，加少许盐、鸡粉，拌匀调味，转中火续煮片刻，至米粥入味。❻关火后盛出煮好的山楂芡实陈皮粥，装入碗中即成。

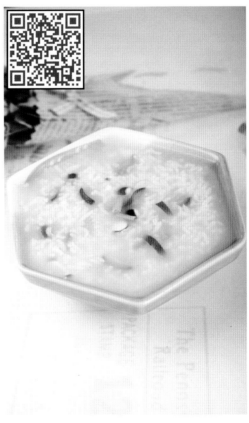

/营/养/功/效/

本品具有补中益气、健脾胃之功效，对消化不良导致的呕吐有良好的食疗作用。

糯米桂圆红糖粥

口　　味：甜
烹饪方法：煮

/ 原料 / 桂圆肉35克，水发糯米150克

/ 调料 / 红糖40克

/ 做法 /

1砂锅中注入适量清水烧开。2放入洗净的糯米、桂圆，搅拌均匀。3盖上盖，用小火煮30分钟至其熟透。4揭盖，加入红糖。5搅拌匀，煮至红糖溶化。

/营/养/功/效/

糯米含有脂肪、蛋白质和纤维素，是一种温和的滋补品，具有补虚、补血、健脾暖胃等作用，用于脾胃虚寒导致的呕吐。

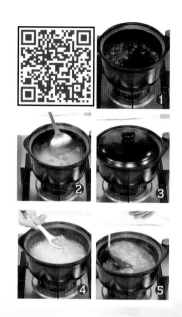

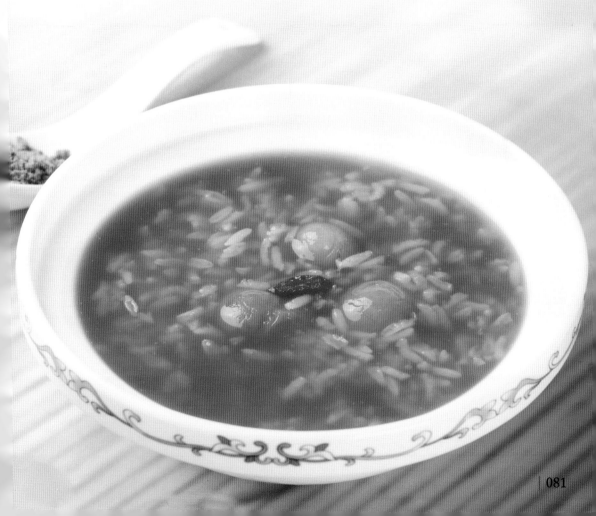

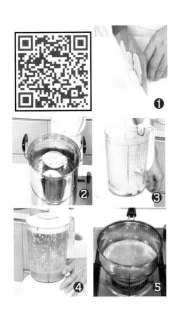

土豆胡萝卜肉末羹

口　味：鲜
烹饪方法：煮

/ 原料 / 土豆110克，胡萝卜85克，肉末50克

/ 做法 /

1土豆去皮，切成块；胡萝卜切成片。**2**把胡萝卜和土豆分别装盘，放入烧开的蒸锅中，中火蒸15分钟至熟后取出。**3**取榨汁机，选搅拌刀座组合，把土豆、胡萝卜倒入杯中，加入适量清水。**4**盖上盖，选择"搅拌"功能，榨取土豆胡萝卜汁，倒入碗中。**5**砂锅中注水烧开，放入肉末、蔬菜汁，拌匀煮沸后持续搅拌，至食材熟透即可。

/营/养/功/效/

土豆含丰富的维生素B_6，维生素B_6参与人体蛋白质、脂肪、碳水化合物以及某些激素的代谢，可以防治小儿呕吐。

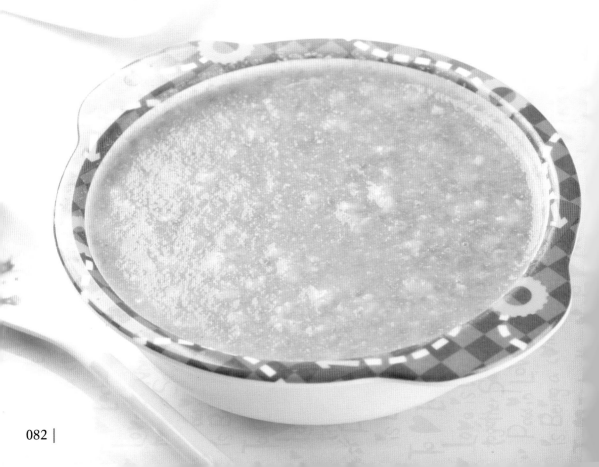

芒果藕粉

| 口　　味：甜 |
| 烹饪方法：煮 |

/ 原料 / 芒果130克，藕粉60克

/ 调料 / 白糖少许

/ 做法 /

1把藕粉装入碗中，加入少许清水，搅匀待用。**2**洗净的芒果切开，取出果肉，再切成小块，备用。**3**砂锅中注水烧开，倒入芒果，拌匀，用大火略煮至汁水沸腾。**4**加入少许白糖，倒入藕粉，搅匀即可。

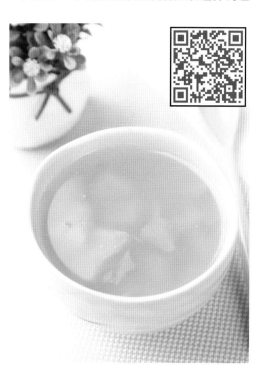

/ 营 / 养 / 功 / 效 /

芒果含有蛋白质、胡萝卜素、维生素C、膳食纤维、磷、钾等营养成分，具有益胃止呕的功效。

酸甜莲藕橙子汁

| 口　　味：酸甜 |
| 烹饪方法：榨 |

/ 原料 / 莲藕100克，橙子1个

/ 调料 / 白糖10克

/ 做法 /

1莲藕切成小块；橙子切成瓣，去皮，切小块。**2**锅中注水烧开，倒入莲藕块，煮1分钟，捞出。**3**取榨汁机，将备好的食材倒入，加入适量纯净水和白糖，榨汁即可。

/ 营 / 养 / 功 / 效 /

本品含有丰富的维生素C，可以减轻小儿呕吐的症状，帮助缓解不良症状。

小儿厌食症

【病·症·介·绍】

小儿厌食症，又称"消化功能紊乱"，是指长期的食欲减退或消失、食量明显减少，是儿科常见疾病，1~6岁儿童多发。严重者可影响儿童的生长发育，导致营养不良、贫血、佝偻病以及免疫力低下。引起小儿厌食症的原因主要包括疾病因素、微量元素缺乏、喂养不当、气候影响等。

【症·状·表·现】

1.食欲不振： 小儿长时期食欲不振、看到食物也不想吃、甚至拒吃，这种情形一般连续两个月以上。

2.伴随症状： 伴呕吐、腹泻、便秘、腹胀、腹痛或便血者说明消化系统有功能或器质性病变，或寄生虫病；伴疲倦、精神萎靡、低热者，多系结核或其他感染所致。

【饮·食·指·导】

1.养成良好的饮食习惯： 帮助小儿养成按时吃饭、少吃零食、专心吃饭的良好饮食习惯。

2.饮食要多样化： 注意食物新鲜和品种多样，促进小儿食欲。

3.少食多餐： 小儿没有食欲时不要强迫小儿吃饭，可采用少食多餐的进食策略。

4.选择合适的食物： 要多吃富含锌且开胃健脾的食物，如：山药、虾、菠萝、山楂等。

5.饮食禁忌： 生冷、甜腻、油腻、易胀气的食物，会刺激胃肠道，影响小儿的消化吸收功能，使小儿食欲下降，故不可食用。

【预·防·护·理】

1.找出病因： 引起厌食的原因很多，若因疾病引起，需及早找到病因并治疗。

2.保持情绪良好： 要使小儿进餐时保持良好的情绪，愉快的情绪有助于消化液的分泌，有助于增进食欲。

3.适当锻炼： 让小儿适当进行锻炼，消耗能量，能促进消化液分泌，增进食欲。

4.注意休息： 保持充足的睡眠。

5.按揉肚子： 以肚脐为中心，顺时针按揉，可促进胃肠蠕动，增进食欲。

鲜果沙拉

| 口　　味：酸 |
| 烹饪方法：拌 |

/ 原料 / 芒果40克，奇异果50克，香蕉40克，
　　　　酸奶50克，圣女果30克，火龙果50克

/ 调料 / 沙拉酱少许

/ 做法 /

1 圣女果对半切开，摆入碟中待用。**2** 奇异果、火龙果、香蕉、芒果去皮切丁，放入碗中搅拌均匀。**3** 将拌好的水果倒入碟子中，倒入酸奶，挤上少许沙拉酱调味即可。

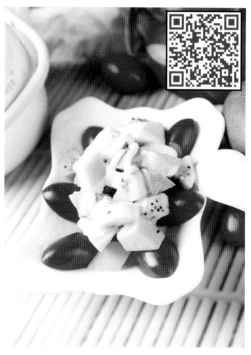

/营/养/功/效/

香 蕉含有5-羟色胺，可舒缓胃酸对胃黏膜的刺激，保护肠胃正常功能，改善小儿厌食。

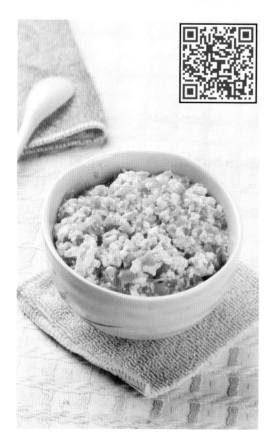

胡萝卜豆腐泥

| 口　　味：鲜 |
| 烹饪方法：煮 |

/ 原料 / 胡萝卜85克，鸡蛋1个，豆腐90克

/ 调料 / 盐少许，水淀粉3毫升

/ 做法 /

1 把鸡蛋打入碗中，用筷子打散，调匀。**2** 胡萝卜切成丁，放入烧开的蒸锅中，用中火蒸10分钟至其七成熟。**3** 把豆腐放入蒸锅中，继续用中火蒸5分钟至胡萝卜和豆腐完全熟透，取出。**4** 把胡萝卜剁成泥状，将豆腐用刀压烂。**5** 汤锅中注水，放少许盐，倒入胡萝卜泥搅拌片刻。**6** 放入豆腐泥、蛋液搅匀，煮沸，再加入水淀粉勾芡即可。

/营/养/功/效/

胡 萝卜豆腐泥含有丰富的植物蛋白和植物纤维，可补充营养，加强肠道的蠕动，健胃消食，适合厌食患儿食用。

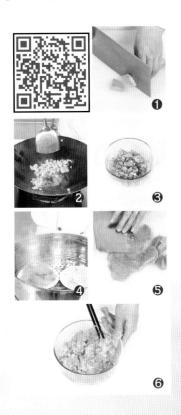

肉末南瓜土豆泥

口　　味：鲜
烹饪方法：拌

/ 原料 / 南瓜300克，土豆300克，肉末120克，葱花少许

/ 调料 / 料酒8毫升，生抽5毫升，盐4克，鸡粉2克，芝麻油3毫升，食用油适量

/ 做法 /

1 南瓜、土豆去皮，切片。**2** 热锅注油烧热，倒入肉末，炒至肉末变色。**3** 淋入料酒，炒匀；放入生抽、盐、鸡粉，炒匀后盛出肉末，待用。**4** 把土豆、南瓜放入烧开的蒸锅中，盖上盖，用中火蒸15分钟至食材熟透。**5** 揭盖，把蒸熟的南瓜和土豆取出放凉，压烂，剁成泥状。**6** 把土豆泥、南瓜泥装入碗中，放入肉末、少许葱花、盐、芝麻油，拌匀至入味。

/营/养/功/效/

南 瓜含有锌，能促进蛋白质的合成，提高免疫力，避免小儿因缺锌而出现厌食、发育缓慢等症状。

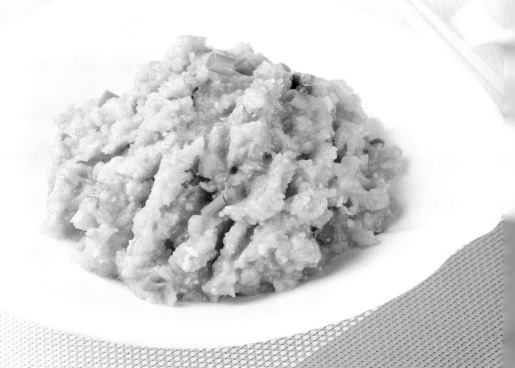

山楂藕片

| 口　　味：甜 |
| 烹饪方法：煮 |

/ 原料 / 莲藕150克，山楂95克

/ 调料 / 冰糖30克

/ 做法 /

1 将莲藕去皮切成片；山楂去核，果肉切小块，备用。2 砂锅中注水烧开，放入藕片、山楂，盖上盖，煮沸后小火炖煮约15分钟，至食材熟透。3 揭盖，倒入冰糖，快速搅拌匀，用大火略煮片刻，至冰糖溶入汤汁中即成。

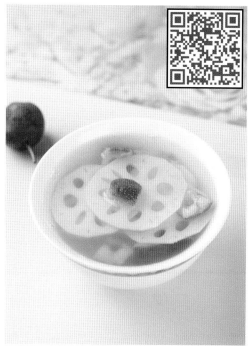

/ 营 / 养 / 功 / 效 /

本品口味酸甜，山楂可消食导滞，莲藕可清热生津，故能促进小儿食欲。

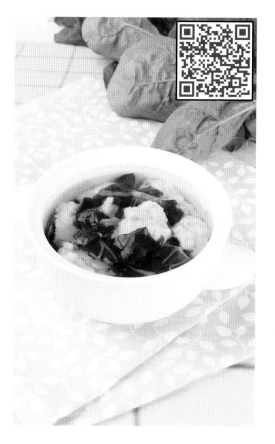

鲜虾丸子清汤

| 口　　味：鲜 |
| 烹饪方法：煮 |

/ 原料 / 虾肉50克，蛋清20克，包菜30克，菠菜30克

/ 调料 / 盐适量

/ 做法 /

1 菠菜、包菜切碎；虾肉去虾线，剁成泥状。2 虾泥装入碗中，倒入蛋清、盐拌匀。3 锅中注水烧开，倒入包菜碎、菠菜碎，搅拌片刻，捞出。4 另起锅，注水烧开，将虾泥制成鲜虾丸子，逐一放入热水中。5 倒入汆过水的食材搅拌片刻，再次煮开后，撇去浮沫。

/ 营 / 养 / 功 / 效 /

此汤含优质蛋白质、膳食纤维等，能增进食欲、促进消化，可改善小儿厌食症状。

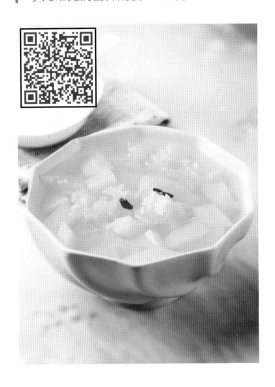

银耳雪梨萝卜甜汤

口 味：甜
烹饪方法：煮

/ 原料 / 水发银耳120克，雪梨100克，白萝卜180克

/ 调料 / 冰糖40克

/ 做法 /

1 雪梨去皮、去核，切小块；白萝卜切小块；银耳切去根部，再切小块。2 砂锅中注水烧开，放入白萝卜、雪梨块、银耳。3 盖上盖，烧开后，用小火炖30分钟，至食材熟软。4 揭开盖，放入冰糖拌匀，煮至冰糖溶化。

/ 营 / 养 / 功 / 效 /

此 汤含有水溶性维生素和能量，能有效补充机体所需的营养，滋阴生津，可增进食欲。

粳米鱼片粥

口 味：鲜
烹饪方法：煮

/ 原料 / 水发粳米140克，草鱼110克，姜片少许

/ 调料 / 盐2克，鸡粉2克，白胡椒粉2克，料酒4毫升，水淀粉4毫升，食用油适量

/ 做法 /

1 草鱼切成片装入碗中，加入少许姜片、盐、白胡椒粉，淋入料酒、水淀粉、食用油腌渍10分钟。2 电火锅中注水，倒入粳米，搅拌匀。3 盖上盖，高挡煮沸后，调到中低挡，煮30分钟至米粒变软。4 掀盖，倒入腌渍好的草鱼片搅匀，盖上盖，煮5分钟至食材熟软。5 掀盖，加盐、鸡粉、白胡椒粉搅拌至入味即可。

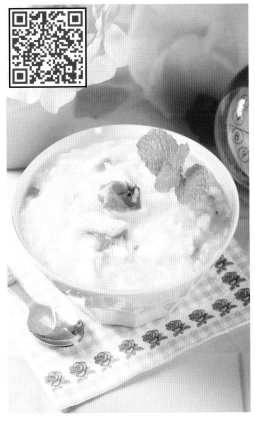

/ 营 / 养 / 功 / 效 /

粳 米含有脂肪、蛋白质、钙、磷、铁、B族维生素等成分，具有促进消化、增进食欲等功效。

香蕉牛奶鸡蛋羹

| 口　味：鲜 |
| 烹饪方法：煮 |

/ 原料 / 香蕉1个，鸡蛋2个，牛奶250毫升

/ 做法 /

1香蕉剥皮，把果肉压成泥。**2**将鸡蛋打入碗中，打散调匀，倒入香蕉泥，拌匀。**3**放入牛奶，拌匀，制成香蕉牛奶鸡蛋液。**4**香蕉牛奶鸡蛋液倒入蒸碗，放入烧开的蒸锅中。**5**盖上盖，用中小火蒸10分钟至熟。

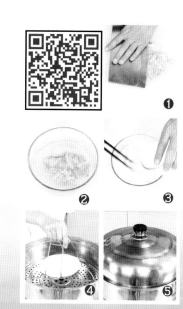

❶ ❷ ❸ ❹ ❺

/营/养/功/效/

鸡蛋含有锌，有助于维持人体生理功能的正常运转，防治厌食、偏食，且本品营养丰富，可预防因厌食导致的营养不良。

小儿疳积

【病·症·介·绍】

小儿疳积，又称"奶痨""奶疳""饭疳"等，是由于喂养不当或其他疾病影响，导致小儿长期消化吸收功能障碍的一种慢性消化系统疾病，以形体消瘦、饮食异常、面黄发枯、精神萎靡或烦躁不安为特征，是1~5岁儿童中常见的疾病。

【症·状·表·现】

1.形体消瘦： 体重低于正常儿童平均值的15%～40%。

2.饮食异常： 食欲不振，或有异食癖。

3.面黄发枯： 由于饮食异常导致营养不良，从而面色晦暗发黄，头发干枯无光。

4.精神异常： 精神不振或暴躁易怒。

5.其他： 腹部胀大且青筋暴露，或腹凹如舟；大便干结或时干时稀；小便短黄。

【饮·食·指·导】

1.母乳喂养： 提倡母乳喂养，定时定量，按时按序添加辅食，供给多种婴幼儿生长发育所需的营养物质。

2.饮食习惯： 帮助小儿养成定量、定时进食的习惯，纠正偏食和嗜食异常等不良习惯。

3.加强营养： 选择易消化、高热量、高蛋白、低脂肪、足量维生素的饮食，以食物品种逐渐增加、先稀后干、先少后多为原则。

4.补充维生素以及微量元素： 宜食新鲜蔬菜水果，可做成菜泥、果酱食用。

5.饮食禁忌： 不宜暴饮暴食，不宜食生冷、油腻、辛辣、油炸及难消化的食物。

【预·防·护·理】

1.保持卫生： 经常保持口腔与皮肤卫生，勤换尿布、衣服，勤洗澡。

2.保持良好的室内环境： 保持空气流通、环境整洁、温度适宜，要经常接触阳光。

3.密切观察重症患儿： 密切观察体温、呼吸、脉搏等，发现异常后应及时送医。

4.积极治疗原发病症： 对引起疳积的原发病要积极治疗，如菌痢、腹泻、结核等疾病。

5.保持良好的生活习惯： 保证充足的睡眠，经常进行户外活动。

6.注意预防： 建立正常规律的生活习惯，多晒太阳，注意饮食卫生。

胡萝卜青菜饭卷

口　味：鲜
烹饪方法：其他

/ 原料 / 瘦肉末50克，鸡蛋1个，洋葱30克，胡萝卜20克，米饭160克，小白菜、海苔各少许

/ 调料 / 盐、鸡粉、料酒、食用油各适量

/ 做法 /

1 小白菜切碎；洋葱、胡萝卜切粒。**2** 鸡蛋搅散调匀，倒入热油锅中，炒熟后盛出。**3** 用油起锅，倒入肉末炒至变色，淋入料酒，倒入洋葱、胡萝卜翻炒至软。**4** 倒入米饭、鸡蛋、小白菜，炒匀。**5** 加盐、鸡粉调味后盛入盘中。**6** 取一张海苔铺于案板上，洒上少许清水，将馅料放上铺平后卷起，用力压紧后切成小段。

/营/养/功/效/

本品营养丰富，具有促进血液循环、提高人体免疫力的功效，适合疳积患儿调养食用。

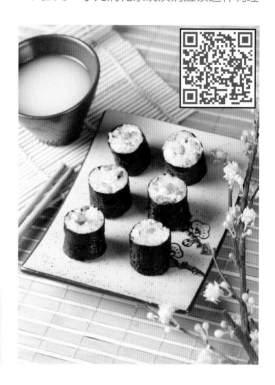

菠菜芋头豆腐汤

口　味：清淡
烹饪方法：煮

/ 原料 / 芋头120克，豆腐180克，菠菜叶少许

/ 调料 / 盐2克

/ 做法 /

1 豆腐切成小方块；芋头切成丁，备用。**2** 锅中注水烧开，倒入芋头、豆腐，搅拌匀，用中火略煮。**3** 加盐，拌匀调味，放入少许菠菜叶，拌匀，拌煮至断生。

/营/养/功/效/

此汤含蛋白质、胡萝卜素、维生素等营养成分，可增强免疫力、补中益气，适合疳积患儿食用。

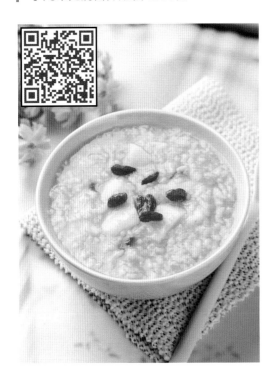

红糖山药粥

口　味：甜
烹饪方法：煮

/ 原料 / 大米80克，去皮山药150克，枸杞15克

/ 调料 / 红糖30克

/ 做法 /

1 山药切小块。2 砂锅中注水烧开，倒入大米拌匀。3 待锅中再次烧开，加入山药拌匀；盖上盖，用大火煮开后转小火续煮1小时至食材熟软。4 揭盖，放入枸杞拌匀；加入红糖，搅拌至溶化；关火后加盖，焖5分钟至入味。5 揭盖搅拌一下，盛入碗中，放上枸杞点缀即可。

/营/养/功/效/

红糖山药粥含丰富的蛋白质以及淀粉等营养，可帮助改善疳积患儿形体消瘦、食欲不振等症状。

/营/养/功/效/

本品能健脾和胃、消食导滞，能改善面色萎黄、精神萎靡、食欲不振等问题，适合疳积患儿食用。

九谷养生粥

口　味：淡
烹饪方法：煮

/ 原料 / 西米、薏米、粳米、花生、豇豆仁、黄豆、红芸豆、红小豆、高粱米各30克

/ 做法 /

1 将材料洗净后浸泡2小时。2 砂锅注水烧开，倒入材料，搅匀；加盖，用大火煮开后转小火煮20分钟至材料微软。3 揭盖，搅匀；加盖，续煮40分钟至粥品黏稠即可。

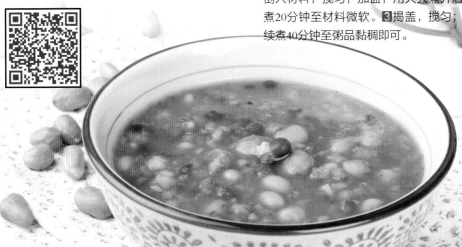

木耳山楂排骨粥

口　　味：鲜
烹饪方法：煮

/ 原料 / 水发木耳40克，排骨300克，山楂90克，水发大米150克，水发黄花菜80克，葱花少许

/ 调料 / 料酒8毫升，盐2克，鸡粉2克，胡椒粉少许

/ 做法 /

1 洗好的木耳、山楂切成小块。**2** 砂锅中注水烧开，倒入大米、排骨，拌匀。**3** 淋入料酒，搅拌片刻；盖上盖，煮至沸腾。**4** 揭盖，倒入木耳、山楂、黄花菜拌匀；盖上盖，小火煮30分钟至食材熟透。**5** 揭盖，放入盐、鸡粉、少许胡椒粉拌匀，最后撒上少许葱花即可。

/ 营 / 养 / 功 / 效 /

山 楂能增强胃蛋白酶的活性，促进消化，常用于健脾胃、消食积，非常适合疳积患儿食用。

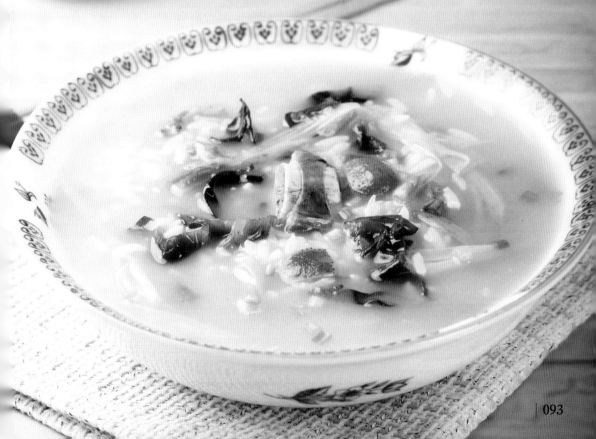

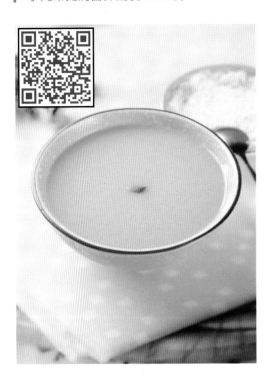

南瓜米糊

口　味：甜
烹饪方法：煮

/ 原料 / 水发糯米230克，南瓜160克

/ 调料 / 少许白糖

/ 做法 /

❶将洗净、去皮的南瓜切小块；糯米洗净，浸泡半小时备用。❷取豆浆机，倒入南瓜、糯米，注入适量清水，开始制作米糊。❸将煮好的南瓜米糊倒入碗中，加入少许白糖拌匀。

/ 营 / 养 / 功 / 效 /

南瓜米糊含蛋白质、B族维生素、锌等营养成分，具有健脾暖胃、提高免疫力的功效，可避免因缺锌而出现食欲不振、腹部肿胀、生长发育缓慢等疳积症状。

/ 营 / 养 / 功 / 效 /

金橘豆浆含蛋白质、维生素C、胡萝卜素、锌、铁等成分，可开胃消食，适合疳积患儿饮用。

金橘豆浆

口　味：清淡
烹饪方法：煮

/ 原料 / 金橘120克，水发黄豆120克

/ 做法 /

❶将浸泡8小时的黄豆搓洗干净，沥干水分，待用。❷取豆浆机，倒入黄豆、金橘，注水至水位线。❸盖上豆浆机机头，选择"五谷"程序，再选择"开始"键，25分钟后即成豆浆。

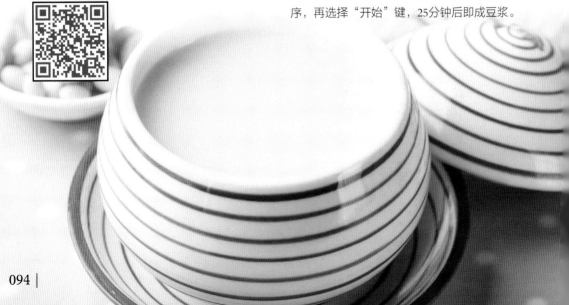

综合蔬果汁

口　　味：	甜
烹饪方法：	榨

/ 原料 / 苹果130克，橙子肉65克，胡萝卜100克

/ 做法 /

1苹果肉切丁块；洗净的胡萝卜切块；橙子肉切小块。**2**取来备好的榨汁机，倒入部分切好的食材。**3**选择第一挡，待机器运转约30秒。**4**机器停止运转后再分两次倒入余下的食材，继续榨取蔬果汁。**5**将榨好的综合蔬果汁倒入杯中即成。

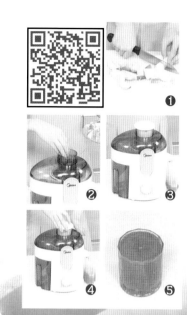

/营/养/功/效/

综合蔬果汁含丰富的植物纤维和果胶，可增强肠道蠕动，利于润肠通便，能缓解小儿疳积引起的消化不良等症。

小儿腹痛

【病·症·介·绍】

小儿腹痛是婴幼儿常见的症状，可由多种疾病、多种原因引起。如果是由胃肠道痉挛或梗阻引起的，常表现为绞痛。但有些腹痛为功能性腹痛，如消化不良、肠功能紊乱等，并非由于疾病引起。

【症·状·表·现】

1.急性腹痛：疼痛剧烈，伴有其他症状如呕吐、便血、面色苍白、意识模糊，可能是急腹症如肠套叠、肠梗阻、肠穿孔、过敏性紫癜、胃肠扭转、胰腺炎等。

2.持续性腹痛：持续性钝痛，改变体位时加剧、拒按，常为腹腔脏器炎症、包膜牵张；疼痛加剧多见于胃肠穿孔。

3.阵发性疼痛或绞痛：消化系统有梗阻性疾病；若局部喜按或热敷后腹痛减轻，常为胃、肠、胆管等空腔脏器的痉挛。

4.慢性反复发作的腹痛：呈隐痛能忍受，可伴随面色苍白、心率加快等，多见于再发性腹痛、慢性胃炎、消化性溃疡、慢性肠炎等。

【饮·食·指·导】

1.选择营养丰富的食物：给予富含蛋白质、维生素的食物，注意摄入膳食纤维，防止便秘引起腹痛。

2.注重饮食卫生：不吃不干净的食物和过期变质的食物。

3.饮食有禁忌：少给小儿进食冷饮、油炸食物、碳酸饮料等，避免由此引发的功能性胃肠痉挛。

【预·防·护·理】

1.注意保暖：衣被适时增减，避免受凉。

2.饭后安静：饭后避免剧烈运动或从事体育活动。

3.腹部热敷：因着凉、感冒或肺炎引起的腹痛，可对小儿进行腹部热敷以减轻疼痛。

4.及早就医：引起腹部疼痛的原因很多，如果腹痛反复或剧烈、持续时间长，应及早就医，以免延误病情。

鸡丝茄子土豆泥

口　味：清淡
烹饪方法：拌

/ 原料 / 土豆200克，茄子80克，鸡胸肉150克，香菜35克，蒜末、葱花各少许

/ 调料 / 盐2克，生抽4毫升，芝麻油适量

/ 做法 /

1 将土豆切片；蒸锅上火烧开，放入土豆片、茄子、鸡胸肉。2 盖上盖，大火蒸25分钟至材料熟透后取出。3 取土豆片压碎，呈泥状；把茄子和鸡胸肉均撕成条，装入大碗中。4 碗中再撒上香菜，加盐、生抽、适量芝麻油，撒上少许蒜末、葱花，搅拌匀。5 取一盘子，放入土豆泥，铺平，再盛入拌好的材料，摆好盘。

/ 营 / 养 / 功 / 效 /

土豆含蛋白质、淀粉、膳食纤维、维生素A、矿物质等营养成分，可健脾和胃、益气调中，有助于缓解腹泻、食积等造成的腹痛。

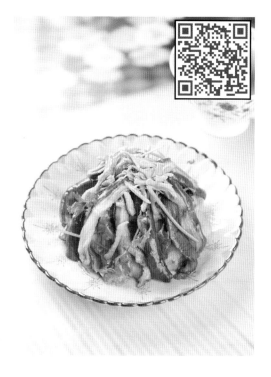

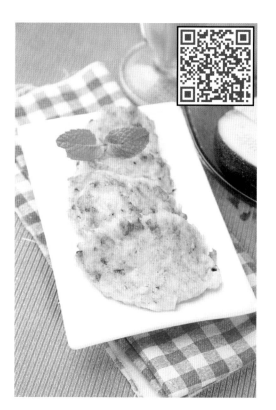

嫩南瓜豆腐饼

口　味：香
烹饪方法：煎

/ 原料 / 嫩南瓜100克，面粉100克，豆腐90克

/ 调料 / 葡萄籽油、盐各适量

/ 做法 /

1 洗净的嫩南瓜去皮，切碎。2 洗好的豆腐装碗，用筷子夹碎，倒入切碎的嫩南瓜。3 放入面粉，边倒入少许清水边不停搅拌，拌匀食材；加入盐，搅匀成饼糊。4 热锅中倒入葡萄籽油，取适量饼糊放入锅中，煎约1分钟至饼糊底部微黄。5 翻面，煎约30秒至双面焦黄；将煎好的嫩南瓜豆腐饼装盘即可。

/ 营 / 养 / 功 / 效 /

嫩南瓜、豆腐均具有消食健脾、补中益气、清热润燥的功效，与面粉制作成香饼，能缓解因食积、腹泻或便秘引起的腹痛。

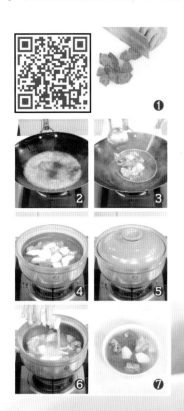

山药胡萝卜炖鸡块

口　　味：鲜
烹饪方法：煮

/ 原料 / 鸡肉块350克，胡萝卜120克，山药100克，姜片少许

/ 调料 / 盐2克，鸡粉2克，胡椒粉、料酒各少许

/ 做法 /

1 胡萝卜、山药去皮，切滚刀块。**2** 锅中注水，烧开，倒入鸡肉块，淋入料酒，氽去血水。**3** 撇去浮沫，捞出鸡肉块。**4** 砂锅中注水烧开，倒入鸡肉块、少许姜片、胡萝卜、山药。**5** 淋入料酒拌匀，盖上盖，烧开后用小火煮45分钟至食材熟透。**6** 揭盖，加盐、鸡粉、少许胡椒粉拌匀调味。**7** 关火后盛出锅中的菜肴即可。

/ 营 / 养 / 功 / 效 /

山药含淀粉、多种氨基酸、矿物质，可健脾补虚、补中益气，有助于缓解脾虚泄泻导致的腹痛。

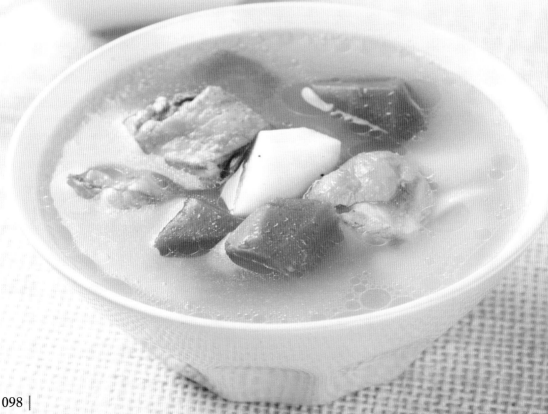

芋头红薯粥

| 口　味：清淡 |
| 烹饪方法：煮 |

/ 原料 / 香芋200克，红薯100克，水发大米120克

/ 做法 /

1 洗净去皮的红薯、香芋切厚块，再切条，改切成丁。**2** 砂锅中注水烧开，倒入洗净的大米，搅匀。**3** 盖上盖，烧开后用小火煮30分钟，至米粒熟软。**4** 揭盖，放入切好的香芋、红薯，搅拌匀。**5** 盖上盖，用小火续煮15分钟，至食材熟透；揭盖，用锅勺拌匀。**6** 关火后盛出煮好的芋头红薯粥，装入汤碗中即可。

/营/养/功/效/

本品有消食健脾、补中益气等功效，且营养丰富易消化，适合腹痛患儿食用。

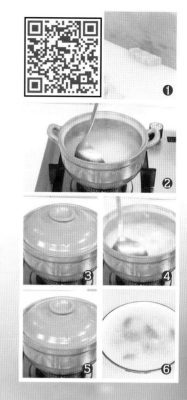

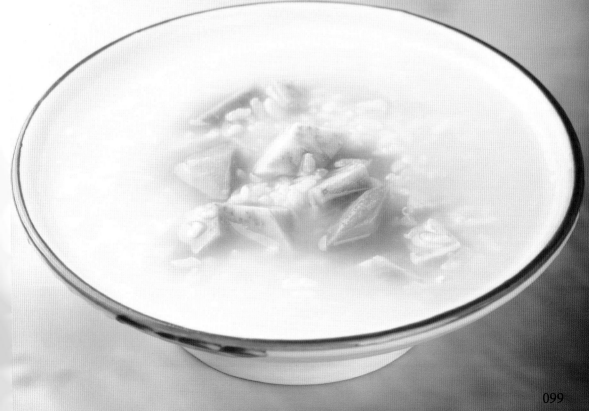

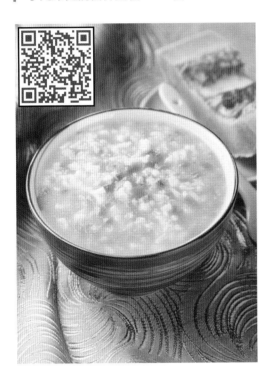

牛肉南瓜粥

| 口　　味：鲜 |
| 烹饪方法：煮 |

/ 原料 / 水发大米90克，去皮南瓜85克，牛肉45克

/ 做法 /

❶南瓜、牛肉放入蒸锅，中火蒸约15分钟至其熟软后，取出放凉。❷将牛肉切成粒，南瓜剁碎，备用。❸砂锅中注水烧开，倒入大米，搅拌均匀；盖上盖，烧开后用小火煮约10分钟。❹揭开盖，倒入牛肉、南瓜拌匀；再盖上盖，用中小火煮约20分钟至所有食材熟透。❺揭盖，搅拌几下，至粥浓稠，关火后盛出即可。

/营/养/功/效/

牛肉含蛋白质、维生素、矿物质等营养成分，可补中益气、滋养脾胃，适合腹痛患儿食用。

小麦粳米粥

| 口　　味：甜 |
| 烹饪方法：煮 |

/ 原料 / 小麦100克，粳米100克，红枣10颗

/ 调料 / 冰糖20克

/ 做法 /

❶砂锅中注水烧开，倒入泡好的小麦，拌匀。❷盖上盖，用大火煮开后转中火续煮15分钟至熟。❸揭盖，用漏勺将小麦捞出，锅中留下小麦汁。❹小麦汁用大火煮开，倒入泡好的粳米，加入红枣，拌匀；大火煮沸后改小火煮30分钟。❺揭盖，加入冰糖搅拌至冰糖溶化。

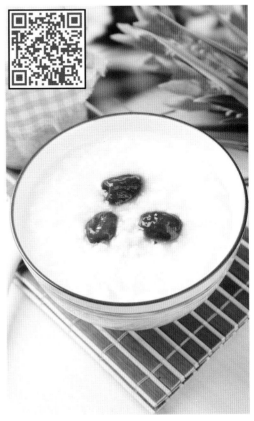

/营/养/功/效/

小麦、粳米均含蛋白质、维生素，可健脾止泻、补中益气，有利于缓解因食积、脾虚、腹泻、便秘等引起的腹痛。

西红柿甘蔗汁

口　　味：甜
烹饪方法：榨

/ 原料 / 包菜80克，西红柿45克，甘蔗汁300毫升

/ 做法 /

1 洗净的包菜切成小块。**2** 洗好的西红柿切成小瓣，去皮。**3** 取榨汁机，选择搅拌刀座组合，倒入切好的包菜、西红柿。**4** 注入适量甘蔗汁，盖上盖。**5** 选择"榨汁"功能，榨取蔬菜汁。**6** 断电后将西红柿甘蔗汁倒入杯中。

/营/养/功/效/

西红柿含胡萝卜素、维生素C、B族维生素、钙、磷、钾等营养成分，能健脾开胃、清热解毒，适合腹痛患儿食用。

❶

❷

❸　❹

❺　❻

小儿腹泻

【病·症·介·绍】

小儿腹泻，俗称拉肚子，是由多因素、多病原引起的以大便次数增多以及大便性状改变为特征的消化道综合征，是2岁以下婴幼儿的常见病。多以夏秋季节高发。如小儿除腹泻外无其他症状，则不用太担心；若伴有发烧、呕吐、腹痛等，则应尽快就医。

【症·状·表·现】

1.腹泻： 大便次数多在10次以下，每次大便量不多，稀薄或带水，呈黄色，有酸味，常见黄白色奶瓣和泡沫，混有黏液。

2.全身性症状： 可伴有发热、食欲不振、呕吐、脱水等症状；酸碱、电解质失衡；低血钾、低血钙。

【饮·食·指·导】

1.发病初期饮食宜忌： 饮食应以能保证营养而又不加重胃肠道负担为原则，少量多餐。宜选择清淡、流质饮食，如浓米汤、淡果汁和面汤等。

2.急性泄泻期饮食宜忌： 需要暂时禁食，但不禁水，脱水过多者需要输液治疗。

3.缓解期饮食宜忌： 排便次数减少后可进食少油的肉汤、牛奶、豆浆、蛋花汤、蔬菜汁等流质饮食，以后逐渐进食清淡、少油、少渣的半流质饮食。

4.适当补充液体： 及时补充水分，防止脱水，可以随时喂水、米汤、果汁，最好喂服口服补盐液。

【预·防·护·理】

1.注意观察： 家长要随时观察患儿腹泻次数以及大便性状，若出现水样便且次数频繁、口渴、尿量减少等，应及时到医院就医。

2.缓解腹痛： 患儿常因肠痉挛而腹痛，进行腹部保暖可缓解肠痉挛，减轻腹痛。

3.注意消毒： 餐具在使用前应用沸水消毒；衣物要勤洗勤晒。

4.防止感染： 感染性腹泻传染性较强，疾病流行时，应避免到人口密集的地方。

5.避免过热或过凉： 气候变化时及时增减衣服，避免腹部受凉。

蓝莓山药泥

| 口　　味：甜 |
| 烹饪方法：蒸 |

/ 原料 / 山药180克

/ 调料 / 白醋适量，蓝莓酱15克

/ 做法 /

1 山药洗净，去皮，切成块，浸入清水中，加适量白醋拌匀，去除黏液后捞出，装盘备用。2 把山药放入烧开的蒸锅中，盖上盖，用中火蒸15分钟至熟，揭盖取出。3 把山药倒入大碗中，先用勺子压烂，再用木锤捣成泥，放入一个干净的碗中。4 再放上蓝莓酱即可。

/ 营 / 养 / 功 / 效 /

山药含丰富的蛋白质、氨基酸、葡萄糖、果糖及多种矿物质，健脾益胃，可辅助治疗腹泻。

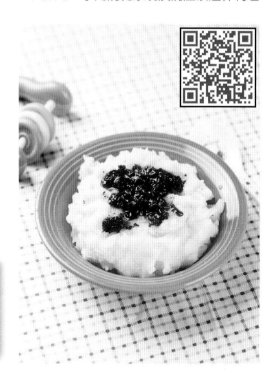

奶香土豆泥

| 口　　味：甜 |
| 烹饪方法：拌 |

/ 原料 / 土豆250克，配方奶粉15克

/ 做法 /

1 将适量开水倒入配方奶粉中搅拌均匀。2 土豆洗净，去皮，切成片，放入烧开的蒸锅中，用大火蒸30分钟至其熟软。3 关火后，将土豆取出，放凉，用刀背将土豆压成泥，放入碗中。4 再将调好的配方奶倒入土豆泥中，搅拌均匀，倒入碗中即可。

/ 营 / 养 / 功 / 效 /

土豆含有氨基酸、膳食纤维、B族维生素及多种微量元素，可健脾和胃、益气调中，能缓解腹泻。

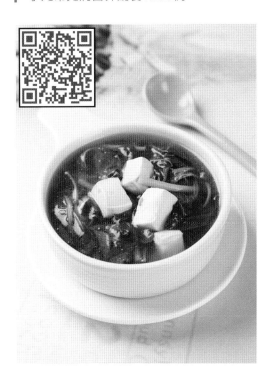

苋菜嫩豆腐汤

口　味：清淡
烹饪方法：煮

/ 原料 / 苋菜叶120克，豆腐块150克，姜片、葱花各少许

/ 调料 / 盐2克，食用油少许

/ 做法 /

1锅中注水烧开，倒入豆腐块拌匀，煮90秒后捞出。**2**锅中注入少许食用油，放入少许姜片，爆香，倒入苋菜叶，翻炒至熟软。**3**向锅中加入适量清水，搅拌匀，盖上盖，煮约1分钟。**4**揭开盖，倒入豆腐块，搅拌匀，加入盐，拌匀调味。**5**盛入碗中，撒上葱花即可。

/营/养/功/效/

苋菜含苹果酸、钙、磷、铁、胡萝卜素、B族维生素等成分，能提高腹泻小儿免疫力，缓解腹泻。

山药南瓜粥

口　味：清淡
烹饪方法：煮

/ 原料 / 山药85克，南瓜120克，水发大米120克，葱花少许

/ 调料 / 盐2克，鸡粉2克

/ 做法 /

1山药、南瓜去皮，切成丁。**2**砂锅中注水烧开，倒入大米，搅拌匀；盖上盖，用小火煮30分钟，至大米熟软。**3**揭盖，放入南瓜、山药，拌匀；盖上盖，用小火15分钟，至食材熟烂。**4**揭盖，加入盐、鸡粉，搅匀调味后，将山药南瓜粥盛入碗中，撒上少许葱花即可。

/营/养/功/效/

本品含有丰富的蛋白质、氨基酸、葡萄糖、果糖及多种矿物质，有健脾益胃、助消化的作用，有利于缓解小儿腹泻。

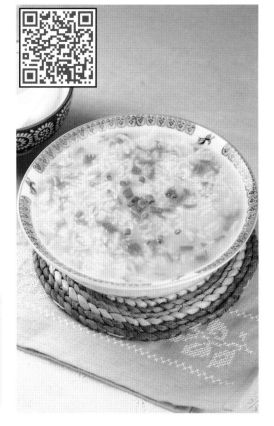

健脾益气粥

口　　味：甜
烹饪方法：煮

/ 原料 / 水发大米150克，淮山50克，芡实45克，水发莲子40克，干百合35克

/ 调料 / 冰糖30克

/ 做法 /

1砂锅中注水烧开，放入淮山、芡实、莲子、干百合。**2**倒入大米，轻轻搅匀，使米粒散开，盖上盖，煮沸后用小火煮约40分钟，至米粒熟透。**3**揭盖，加入冰糖，转中火拌匀，略煮片刻，至冰糖溶化。**4**关火后盛出煮好的健脾益气粥，装入碗中即成。

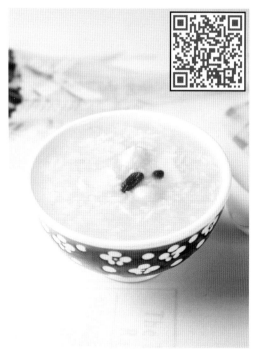

/营/养/功/效/

芡实含粗纤维、灰分、硫胺素、烟酸、抗坏血酸及钙、磷、铁等成分，有补脾止泄的作用。

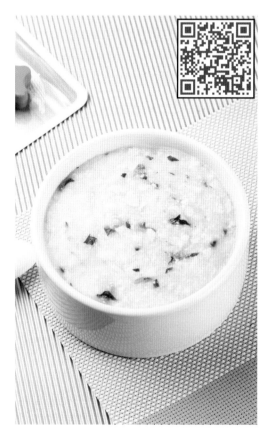

嫩豆腐稀饭

口　　味：清淡
烹饪方法：煮

/ 原料 / 豆腐90克，菠菜60克，秀珍菇30克，软饭170克

/ 调料 / 盐2克

/ 做法 /

1汤锅中注水烧开，放入豆腐，焯煮后捞出。**2**把秀珍菇、菠菜放入沸水锅中，烫煮至断生后捞出。**3**将菠菜、秀珍菇切碎，剁成末；用刀背将豆腐压碎，再剁成末。**4**汤锅中注水烧开，倒入软饭搅散；盖上盖，用小火煮20分钟至软烂。**5**揭盖，倒入菠菜、秀珍菇搅拌一会儿，调成小火；放入豆腐，拌煮30秒。**6**加盐快速拌匀后关火，把嫩豆腐稀饭盛入碗中。

/营/养/功/效/

大米含有丰富的B族维生素，具有健脾止泻等功效，配上营养丰富的豆腐煮成稀饭，能满足小儿的营养需求，还能刺激胃液的分泌，帮助消化。

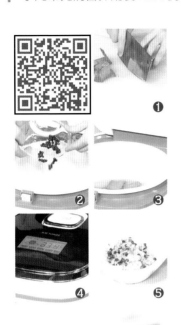

①②③④⑤

红豆南瓜饭

| 口　味：清淡 |
| 烹饪方法：煮 |

/ 原料 / 水发红豆30克，水发大米50克，南瓜70克

/ 做法 /

1将去皮、洗净的南瓜切片。**2**备好电饭锅，打开盖，倒入洗净的大米和红豆。**3**放入南瓜片，注入适量清水，搅匀。**4**盖上盖，按功能键，调至"五谷饭"图标，进入默认程序，煮至食材熟透。**5**按下"取消"键，断电后揭盖，盛出煮好的红豆南瓜饭即可。

/营/养/功/效/

本品含有B族维生素、谷维素、蛋白质、花青素等营养成分，具有补中益气、健脾止泻的作用。

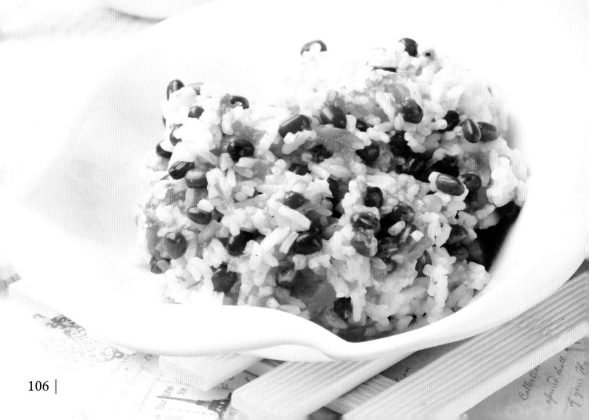

菠萝蛋皮炒软饭

口　味：鲜
烹饪方法：炒

/ 原料 / 菠萝60克，蛋液适量，软饭180克，
　　　　葱花少许

/ 调料 / 食用油适量，盐少许

/ 做法 /

❶用油起锅，倒入适量蛋液煎成蛋皮，盛出，放凉。❷把蛋皮、菠萝切成粒。❸用油起锅，倒入菠萝，炒匀；放入适量软饭炒松散。❹倒入少许清水，炒匀；加少许盐，炒匀。❺放入蛋皮，撒上少许葱花，炒匀，盛入碗中即可。

/ 营 / 养 / 功 / 效 /

菠萝含有大量的果糖、葡萄糖、维生素、磷、柠檬酸和蛋白酶等成分，具有解暑止渴、消食止泻的功效。

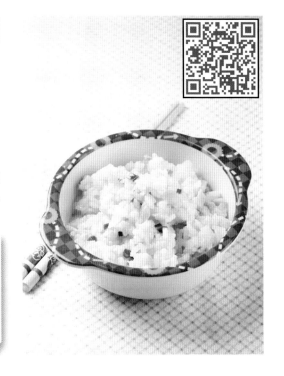

胡萝卜苹果汁

口　味：甜
烹饪方法：榨

/ 原料 / 苹果100克，胡萝卜95克，水发海带丝40克

/ 做法 /

❶胡萝卜、苹果切成小块。❷锅中注水烧开，倒入胡萝卜和海带丝；盖上盖，用中火煮4分钟，至食材熟软。❸关火后揭开盖子，连汤水一起盛入碗中，放凉备用。❹取榨汁机，倒入备好的材料、苹果，盖好盖子。❺选择"榨汁"功能，榨出胡萝卜苹果汁，断电后倒入杯中即成。

/ 营 / 养 / 功 / 效 /

本品富含维生素和矿物质，且口味酸甜，故小儿喜食。为防止腹泻脱水，可适当喂食此果汁，以补充水分和营养物质。

小儿便秘

病症介绍

便秘是指大便干燥、秘结不通，排便时间间隔太久，或虽有便意但是排不出，常因为肠道功能紊乱、进食量少、食物缺乏纤维素或摄入水分不足等因素导致，可伴随出现乏力、食欲不振等症状。

症状表现

1.排便困难：患儿排便次数少，粪便干燥、坚硬；排便困难和肛门疼痛，有时粪便擦伤肠黏膜或引起肛门出血，而大便表面可带有少量血或黏液；患儿腹胀及下腹部隐痛，肠鸣及排气多。

2.全身症状：严重便秘患儿还会引起全身症状，如精神不振、乏力、头晕、头痛、食欲不振等。

3.局部炎症：若粪便在直肠停留过久可使局部发生炎症，有下坠感；严重便秘时，大便在局部嵌塞，可在干粪的周围不自觉地流出肠分泌液，酷似大便失禁；还可引起肠绞痛。

饮食指导

1.养成良好的饮食习惯：不挑食，饮食均衡，多吃粗粮、蔬菜水果。

2.补充膳食纤维含量多的食物：如芹菜、胡萝卜等蔬菜、水果富含膳食纤维，能吸附肠腔水分增加粪便容量，刺激结肠，增强动力，有利于排便。

3.补充维生素：增加含B族维生素丰富的食物的摄入量，如粗粮、豆类及豆制品等，以促进消化液分泌，维持和促进肠蠕动，更利于排便。

4.多饮水：使肠道里保持足够的水分，有利于排便。

预防护理

1.按摩：以小儿的肚脐为中心沿顺时针方向揉搓，反复100次，会促进肠道运动。

2.养成良好的排便习惯：引导小儿养成正确的排便习惯，按时大便。

3.加强锻炼：让小儿参加户外运动，散步、跑步、做深呼吸等活动均可加强肠胃活动，使小儿食欲增加，膈肌、腹肌、肛门肌得到锻炼，提高排便动力。

时蔬白菜卷

| 口　　味：鲜 |
| 烹饪方法：蒸 |

/ 原料 / 白菜叶200克，肉馅100克，水发香菇50克，胡萝卜40克，鸡蛋1个，葱花3克，姜末5克

/ 调料 / 鸡粉3克，盐2克，生抽10毫升，水淀粉15毫升，芝麻油适量

/ 做法 /

1 鸡蛋搅散，倒入热油锅中摊成皮，将两面煎至上色。2 白菜叶在沸水锅中汆煮至软，取出；胡萝卜、蛋皮、香菇切细丝。3 肉馅加生抽、芝麻油、葱花、姜末、鸡粉拌匀。4 白菜叶摊平，将香菇、胡萝卜、蛋皮、肉馅放入后卷起，放入烧开的蒸锅中蒸10分钟。5 锅中注水烧开，放盐、鸡粉、水淀粉拌匀制成浇汁，浇在白菜卷上。

/ 营 / 养 / 功 / 效 /

本品富含维生素和膳食纤维，可增强机体代谢，促进肠胃蠕动，改善大便干燥、排便困难等症。

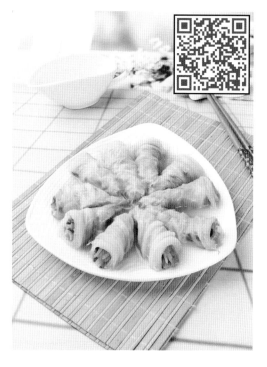

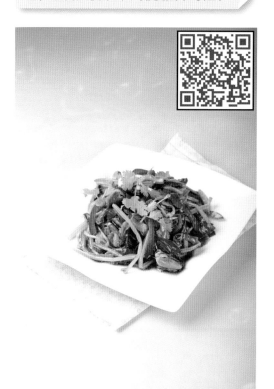

淡菜拌菠菜

| 口　　味：鲜 |
| 烹饪方法：拌 |

/ 原料 / 水发淡菜70克，菠菜300克，彩椒40克，香菜25克，姜丝、蒜末各少许

/ 调料 / 盐4克，鸡粉4克，料酒5毫升，生抽5毫升，芝麻油2毫升，食用油适量

/ 做法 /

1 菠菜、香菜切成段；彩椒去籽，切成丝。2 锅中注水烧开，放入食用油、盐、鸡粉，倒入淡菜，淋入料酒搅匀，煮1分钟后捞出。3 将菠菜再倒入沸水中，煮1分钟，加入彩椒，略煮一会儿后捞出。4 将菠菜、彩椒、淡菜装入碗中，放入少许姜丝、蒜末、香菜，加入盐、鸡粉、生抽、芝麻油。5 搅拌片刻，至食材入味，盛入盘中即可。

/ 营 / 养 / 功 / 效 /

菠菜富含膳食纤维，能清除胃肠道毒素，促进胃肠蠕动，对小儿便秘患者有很好的食疗作用。

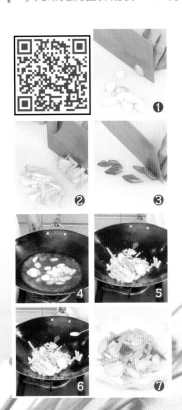

慈姑炒芹菜

| 口　味：清淡 |
| 烹饪方法：炒 |

/ 原料 / 慈姑100克，芹菜100克，彩椒50克，蒜末、葱段各适量

/ 调料 / 盐1克，鸡粉4克，水淀粉4毫升，食用油适量

/ 做法 /

1 洗好的慈姑切片。2 洗净的芹菜切段。3 洗好的彩椒去籽，切小块。4 开水锅中放入盐、鸡粉；倒入彩椒、慈姑搅匀；煮1分钟后捞出。5 用油起锅，倒入适量蒜末、葱段爆香；放入芹菜、彩椒、慈姑炒匀。6 加盐、鸡粉炒匀调味；倒入水淀粉，快速炒匀。7 关火后盛出炒好的食材，装入盘中即可。

/ 营 / 养 / 功 / 效 /

芹菜是高粗纤维食物，富含膳食纤维，能促进肠胃蠕动，可预防和改善小儿便秘。

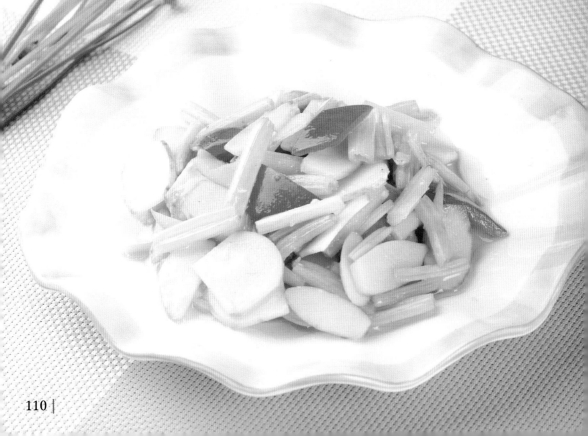

冰糖蒸香蕉

| 口　　味：甜 |
| 烹饪方法：蒸 |

/ 原料 / 香蕉120克

/ 调料 / 冰糖30克

/ 做法 /

1 将洗净的香蕉剥去果皮，用斜刀切片，备用。2 将香蕉片放入蒸盘，摆好，撒上冰糖。3 蒸锅注水烧开，把蒸盘放在蒸锅里。4 盖上锅盖，用中火蒸7分钟。5 揭开锅盖，取出蒸好的食材即可。

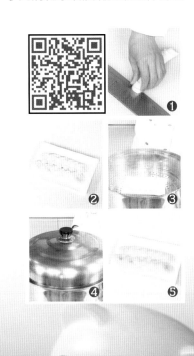

/营/养/功/效/

香蕉含有丰富的钾和膳食纤维，可改善因缺钾导致的胃肠蠕动无力，有助于促进排便。

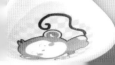

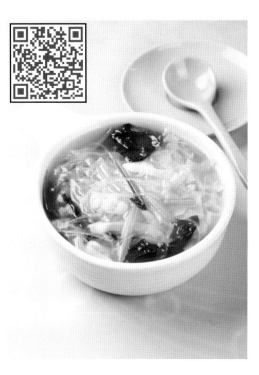

包菜菠菜汤

口　味：清淡
烹饪方法：煮

/ 原料 / 包菜120克，菠菜70克，水发粉丝200
克，高汤300毫升，姜丝、葱丝各少许

/ 调料 / 芝麻油少许

/ 做法 /

❶菠菜切成长段；包菜切去根部，再切成细丝，
待用。❷锅中注水烧热，倒入高汤，拌匀，放入
少许姜丝、葱丝，用大火煮至沸。❸倒入备好的
菠菜、包菜、粉丝，拌匀，转中火略煮一会儿至
食材熟透。❹淋入少许芝麻油，搅拌匀，关火后
盛出煮好的包菜菠菜汤即可。

/ 营 / 养 / 功 / 效 /

包菜、菠菜均含有丰富的维生
素、膳食纤维，能促进肠胃蠕
动，帮助消化，防治小儿便秘。

/ 营 / 养 / 功 / 效 /

菜粥富含维生素和矿物质以及胡
萝卜素，能增进食欲，促进肠
胃蠕动，能有效防治小儿便秘。

什锦菜粥

口　味：清淡
烹饪方法：煮

/ 原料 / 上海青30克，青豆35克，洋葱30克，
胡萝卜25克，水发大米110克

/ 调料 / 盐少许

/ 做法 /

❶洋葱、胡萝卜、上海青洗净，切成粒。❷锅中
注水，倒入大米拌匀，盖上盖，烧开后用小火
煮20分钟至大米熟软。❸揭盖，放入青豆、胡
萝卜，盖上盖，小火煮15分钟至食材熟烂。❹揭
盖，放入洋葱、上海青，拌匀，加少许盐拌匀
调味。❺小火煮3分钟至食材熟烂，盛出即可。

包菜苹果蜂蜜汁

| 口　味：清淡 |
| 烹饪方法：榨 |

/ 原料 / 包菜150克，苹果120克

/ 调料 / 蜂蜜10毫升

/ 做法 /

1包菜去芯，切成小块，倒入沸水锅中煮至熟软后，捞出沥干。**2**苹果切瓣，去核，去皮，切成小块。**3**取榨汁机，选择搅拌刀座组合，倒入包菜、苹果，加适量纯净水。**4**盖上盖，选择"榨汁"功能，榨取蔬果汁；揭开盖，加入蜂蜜。**5**盖上盖，选择"榨汁"功能，搅拌均匀；揭盖，将包菜苹果蜂蜜汁倒入杯中。

/营/养/功/效/

本品富含纤维素，可以使肠道内的胆固醇减少，促进肠胃蠕动，缩短排便时间，适合便秘患儿食用。

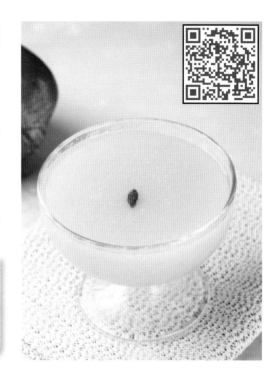

芹菜白萝卜汁

| 口　　味：甜 |
| 烹饪方法：榨 |

/ 原料 / 芹菜45克，白萝卜200克

/ 做法 /

1将芹菜切成碎末；白萝卜去皮，切成丁，备用。**2**取榨汁机，选择搅拌刀座组合，倒入切好的芹菜、白萝卜。**3**注入适量温开水，盖上盖，选择"榨汁"功能，榨取蔬菜汁。**4**断电后倒出芹菜白萝卜汁，滤入碗中即可。

/营/养/功/效/

芹菜、白萝卜均含有丰富的膳食纤维和维生素，能促进大便排泄，帮助消化，适合便秘患儿食用。

Part
4

小儿营养障碍疾病应该这样调理

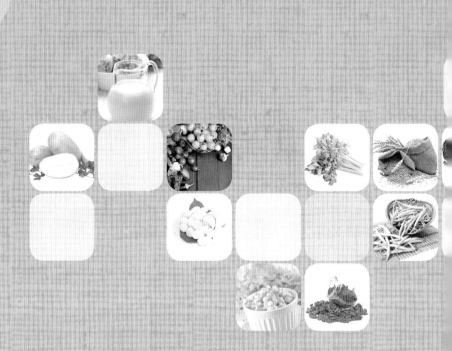

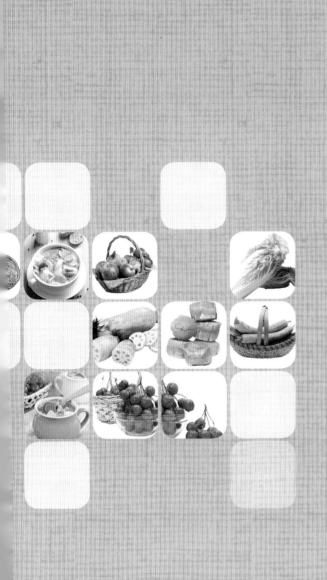

小儿的健康成长离不开各种营养素的均衡摄入，假如某种营养素缺乏或过多，就会发生相应的营养性疾病，如本章节所列出的营养不良、肥胖症、缺铁性贫血、锌缺乏症、佝偻病等。这些疾病严重影响小儿的生长发育，所以家长应高度重视，及时发现并帮助小儿早日恢复健康。

小儿营养不良

【病·症·介·绍】

小儿营养不良是指由于喂养不当或某些疾病，导致小儿体内营养素的缺乏或过多及其代谢障碍，造成机体营养失调。常见的营养不良为蛋白质-能量营养不良（PEM）。

【症·状·表·现】

1.消瘦型：主要是热能摄入不足。最初小儿体重不增，继而下降；身高低于正常儿童；皮下脂肪消失；皮肤干燥松弛；头发干枯；初期烦躁，之后表情淡漠等。

2.浮肿型：主要是蛋白质摄入不足。小儿局部或周身水肿，轻者仅下肢水肿，重者外生殖器、上肢、腹部及面部均有凹陷性水肿；免疫力低下，易感染；食欲差；头发干燥脆弱；常有腹泻和水样便。

3.消瘦-浮肿型：二者表现皆有。

【饮·食·指·导】

1.提供足量的热能和蛋白质：根据小儿相应年龄的应有体重，而不是实际体重，来计算每日营养素的需要量。

2.调整食物：多吃高能量、高蛋白质、高营养含量的食物，如乳制品、蛋、鱼、肉、禽和豆制品及新鲜蔬菜、水果。

3.增加维生素和矿物质的摄入：适量增加锌、铁、钙和维生素D、维生素C等的摄入。

4.宜吃易消化食物：饮食要软、烂、细，以便于消化吸收。

【预·防·护·理】

1.多参加户外运动：多带小儿去户外活动，促进食欲；多晒太阳，促进维生素D的合成。

2.积极治疗：由疾病引发的营养不良要积极配合医生治疗，解决原发疾病。

3.饮食要合理：提倡母乳喂养，及时添加辅食，让小儿养成良好的饮食习惯，纠正偏食、挑食、吃零食的不良习惯。

4.监测身高体重：每隔一段时间，对小儿进行体重和身高的测量，如果发现增长缓慢或不增，则要引起重视。

红枣糯米莲藕

| 口　　味：甜 |
| 烹饪方法：蒸 |

/ 原料 / 红枣3颗，糯米粉200克，去皮莲藕300克

/ 调料 / 红糖30克

/ 做法 /

❶红枣去核，切碎；莲藕切小段，待用。❷取一碗，放入糯米粉、红枣碎、红糖，加入少许温开水，拌匀成米糊。❸将米糊塞满莲藕的小孔，装盘，放入烧开的蒸锅中。❹中火蒸1小时至熟软后，取出放置一旁放凉。❺把放凉的莲藕切成片，装入盘中即可。

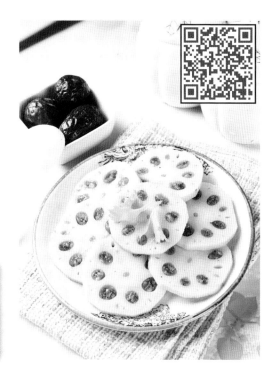

/ 营 / 养 / 功 / 效 /

红枣糯米莲藕含有蛋白质、维生素A、维生素C、钙、磷、铁等营养成分，能补虚益气、养血安神、健脾和胃，适合营养不良患儿食用。

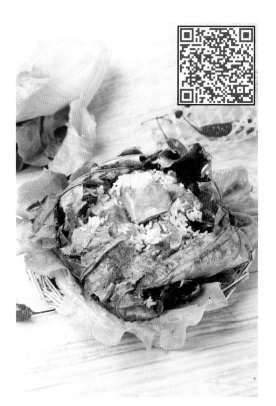

清香糯米蒸排骨

| 口　　味：鲜 |
| 烹饪方法：蒸 |

/ 原料 / 排骨段260克，水发糯米90克，水发荷叶70克

/ 调料 / 盐2克，鸡粉3克，胡椒粉少许，老抽2毫升，料酒5毫升

/ 做法 /

❶将排骨段装入碗中，放入盐、鸡粉、少许胡椒粉、老抽、料酒，拌匀。❷加入糯米，拌匀，倒入摊平的荷叶中包裹好。❸将电蒸笼中注适量清水，放上蒸笼屉，放入包好的荷叶糯米排骨。❹盖上盖，蒸约45分钟，揭盖取出。❺装入盘中，用剪刀剪开荷叶即可食用。

/ 营 / 养 / 功 / 效 /

清香糯米蒸排骨含有蛋白质、脂肪、碳水化合物、B族维生素、维生素A以及多种矿物质，具有滋阴润燥、补血益气等作用，适合营养不良患儿食用。

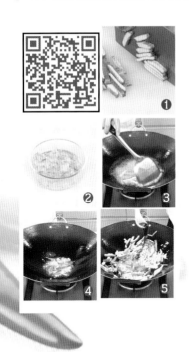

鸡丝豆腐干

| 口　　味：鲜 |
| 烹饪方法：炒 |

/ 原料 / 鸡胸肉150克，豆腐干120克，红椒30克，姜片、蒜末、葱段各少许

/ 调料 / 盐2克，鸡粉3克，生抽2毫升，水淀粉、食用油各适量

/ 做法 /

1豆腐干切条；红椒去籽切丝。**2**鸡胸肉切丝装入碗中，放入盐、鸡粉、水淀粉抓匀，再加入食用油腌渍入味。**3**热锅注油烧至五成热，倒入香干炸出香味后捞出备用。**4**锅底留油，放入红椒，少许姜片、蒜末、葱段爆香。**5**倒入鸡肉丝、香干炒匀，淋入料酒炒香，加入盐、鸡粉、生抽炒匀；倒入适量水淀粉勾芡。

营/养/功/效

鸡丝豆腐干的蛋白质、维生素含量比例较高，易被人体吸收利用，能增强体力、提高免疫力，适合营养不良患儿调养食用。

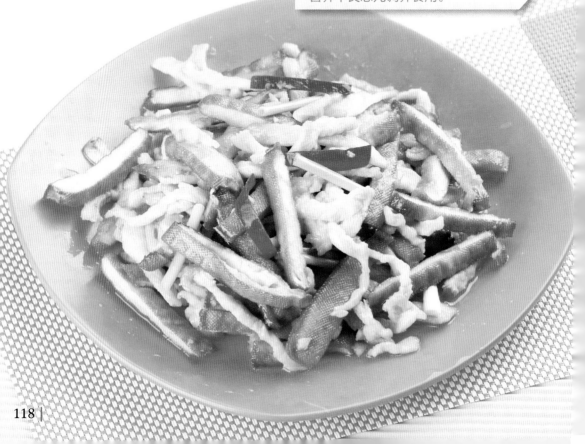

红枣煮鸡肝

| 口　　味：鲜 |
| 烹饪方法：煮 |

/ 原料 / 鸡肝150克，红枣5颗，葱段、姜片、
　　　　八角各少许
/ 调料 / 盐2克，生抽、胡椒粉、料酒各适量
/ 做法 /

1 锅中注水烧开，倒入鸡肝，淋入料酒，略煮
一会儿，氽去血水。**2** 捞出鸡肝，装盘备用。
3 砂锅中注水，倒入鸡肝、红枣和少许姜片、
葱段、八角，淋入适量料酒拌匀。**4** 盖上盖，
大火煮开后转小火煮30分钟至食材熟透。**5** 揭
盖，加入适量生抽、胡椒粉、盐拌匀即可。

/营/养/功/效/

红枣煮鸡肝含蛋白质、维生素A、
卵磷脂、钙、铁、磷、硒、钾等
营养成分，具有益气补血的功效，适合
营养不良患儿食用。

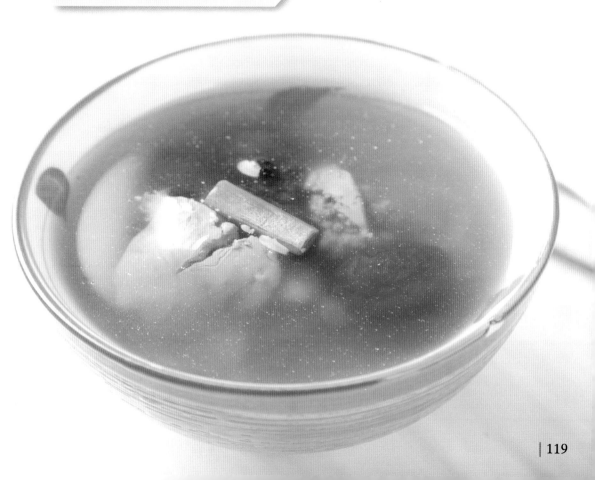

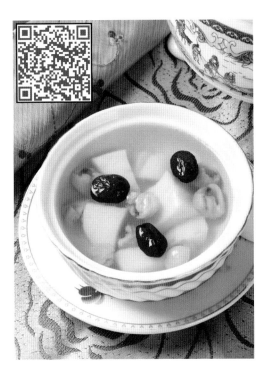

桂圆红枣山药汤

口　　味：甜
烹饪方法：煮

/ 原料 / 山药80克，红枣30克，桂圆肉15克

/ 调料 / 白糖适量

/ 做法 /

1 将洗净、去皮的山药切开，再切成条，改切成丁。2 锅中注水烧开，倒入红枣、山药拌匀；再倒入桂圆肉搅拌片刻。3 盖上盖，烧开后，用小火煮15分钟至食材熟透。4 揭开盖子，加入适量白糖，搅拌片刻至食材入味。

/ 营 / 养 / 功 / 效 /

桂圆含有葡萄糖、蔗糖、蛋白质及多种维生素、微量元素，具有开胃益脾、养血安神等功效，适合营养不良患儿食用。

娃娃菜粉丝汤

口　　味：鲜
烹饪方法：煮

/ 原料 / 娃娃菜270克，水发粉丝200克，虾仁45克，姜片、葱花各少许

/ 调料 / 盐2克，鸡粉1克，胡椒粉适量

/ 做法 /

1 将泡发好的粉丝切段；娃娃菜切成小段；虾仁切成小块，备用。2 砂锅中注水烧开，撒上少许姜片，放入虾仁、娃娃菜。3 盖上盖，煮开后，用小火续煮5分钟。4 揭盖，加入盐、鸡粉、胡椒粉，拌匀。5 放入粉丝，拌匀，煮至熟软。6 关火后，盛出煮好的娃娃菜粉丝汤，撒上少许葱花即可。

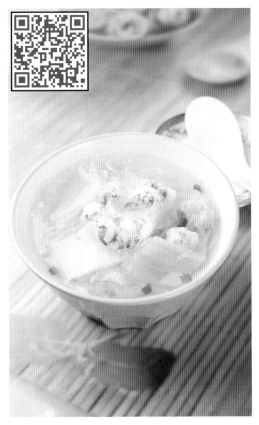

/ 营 / 养 / 功 / 效 /

娃娃菜粉丝汤含有胡萝卜素、纤维素、B族维生素、维生素C、钙、磷、铁、锌等营养成分，具有养胃生津的功效，有利于小儿营养不良的调养。

鲜鱼豆腐稀饭

| 口　　味：鲜 |
| 烹饪方法：煮 |

/ 原料 / 草鱼肉80克，胡萝卜50克，豆腐100
克，洋葱25克，杏鲍菇40克，稀饭
120克，海带汤250毫升

/ 做法 /

1 草鱼肉放入烧开的蒸锅中，用中火蒸10分钟
至熟后，取出待用。**2** 胡萝卜、杏鲍菇切粒；
洋葱切碎末；豆腐切小方块。**3** 将草鱼肉去除
鱼皮、鱼骨，把鱼肉剁碎备用。**4** 砂锅中注水
烧热，倒入海带汤，大火煮沸。**5** 放入草鱼、
杏鲍菇、胡萝卜拌匀，放入豆腐、洋葱、稀饭
搅匀。**6** 盖上盖，烧开后用小火煮约20分钟。

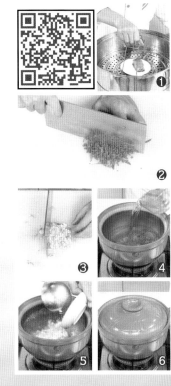

/营/养/功/效/

鲜 鱼豆腐稀饭含有蛋白质、不饱
和脂肪酸、硒等营养成分，对
血液循环有利，是开胃、滋补的佳
品，适合营养不良患儿食用。

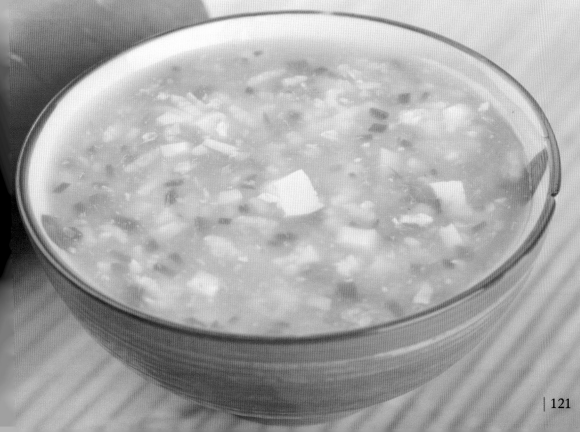

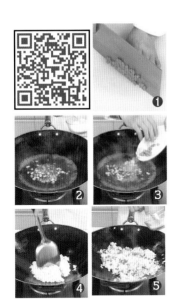

五色健康炒饭

| 口 味：清淡 |
| 烹饪方法：炒 |

/ 原料 / 米饭200克，玉米粒、豌豆各15克，土豆35克，胡萝卜25克，香菇10克，葱花少许

/ 调料 / 盐、鸡粉、芝麻油、食用油各适量

/ 做法 /

1 胡萝卜、土豆去皮，切丁；香菇去根部，切小丁块。**2** 锅中注水烧开，倒入香菇、胡萝卜、土豆，加入盐、食用油。**3** 倒入豌豆、玉米粒搅匀，煮1分钟至食材断生，捞出。**4** 用油起锅，倒入米饭炒松散。**5** 放入食材炒匀至熟透；加入盐、鸡粉，撒上少许葱花，淋入适量芝麻油，炒出香味。

/ 营 / 养 / 功 / 效 /

五色健康炒饭含有亚油酸、纤维素、B族维生素、维生素E、钙、磷、镁、硒等营养成分，能开胃消食，适合营养不良患儿食用。

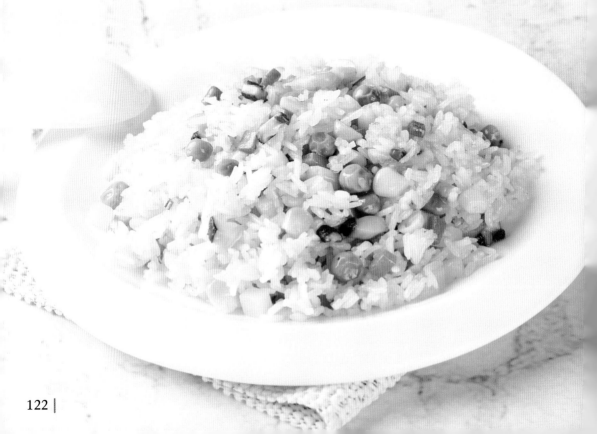

柑橘山楂饮

口　　味：	鲜
烹饪方法：	煮

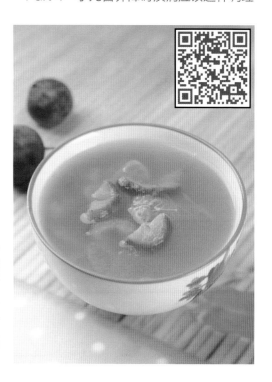

/ 原料 / 柑橘100克，山楂80克

/ 做法 /

1 将柑橘去皮，果肉分成瓣；山楂去核，果肉切成小块。2 砂锅中注水烧开，倒入柑橘、山楂。3 盖上盖，用小火煮15分钟至其析出有效成分。4 揭盖，略微搅动片刻即可。

/ 营 / 养 / 功 / 效 /

本品含有丰富的维生素C，口味酸甜，能促进胃液分泌，增加胃内酵素，对营养不良患儿有一定辅助治疗作用。

补血豆浆饮

口　　味：	淡
烹饪方法：	榨

/ 营 / 养 / 功 / 效 /

补血豆浆饮富含蛋白质、B族维生素、维生素A等成分，能健脾和胃、益气补血，适合营养不良患儿。

/ 原料 / 水发黄豆、水发红豆各20克，花生米25克，核桃仁、枸杞各15克，红枣20克

/ 调料 / 冰糖适量

/ 做法 /

1 把黄豆、红豆、花生米、核桃仁、枸杞、红枣倒入装有清水的碗中，搓洗干净，捞出备用；挑出红枣，对半切开，去核。2 取豆浆机，放入洗好的材料，注水至水位线，再放入适量冰糖，待机器运转约15分钟，即成豆浆。

小儿肥胖症

小儿肥胖症是由于能量摄入超过小儿生长发育的需要，使体内脂肪过度积聚，体重超过正常范围，从而引起的营养障碍性疾病。一般来说，小儿体重超过同性别、同身高正常儿童均值20%以上即可称为肥胖症，以婴儿期、5～6岁和青春期的儿童最为常见。

【症·状·表·现】

1.体重超标： 标准体重计算公式：①3～12个月婴儿体重（kg）=（月龄＋9）/2；②2～6岁体重（kg）=年龄×2＋8；③7～12岁体重（kg）=（年龄×7－5）/2。超20%则可判断为超重。

2.食欲旺盛： 食量大大超过一般小儿，且喜食油腻、甜食，不喜欢吃蔬菜。

3.外型特征： 身材显得矮胖、浑圆；乳部、腹部、臀部及肩部脂肪堆积明显，腹部皮肤出现白纹、粉红色或紫纹；四肢肥胖，尤以上臂和臀部明显。

4.明显肥胖： 常有疲劳感，稍用力即气喘；还会影响心肺功能，出现缺氧、气急、心力衰竭甚至死亡。

【饮·食·指·导】

1.控制饮食： 保证小儿正常生长发育的基础上，对小儿的日常饮食加以控制。选择低热量、高蛋白、低碳水化合物的食物，多吃杂粮、鱼类、豆制品和蔬菜水果。

2.控制体重： 体重不宜骤然减轻，一开始控制住体重不增长即可，以后逐渐下降至超过正常体重10%后，即不需再严格限制食物。

3.饮食均衡： 保证足够的蛋白质、维生素和无机盐的摄入。

【预·防·护·理】

1.养成良好的饮食习惯： 在小儿早期要培养良好的饮食习惯、生活习惯，避免过度喂养。

2.保持适量运动： 让小儿养成运动的习惯，消耗能量。初期不宜太剧烈，以免增加食欲。

3.进行良好的沟通： 要与小儿进行良好的沟通，以免造成小儿的心理压力以及抵触。

4.监测体重： 家长可对其每天的体重、活动、进食等情况进行记录，用以评价减肥状况并及时进行调整。

上汤冬瓜

口　味：	鲜
烹饪方法：	蒸

/ 原料 / 冬瓜300克，火腿20克，瘦肉30克，水发香菇3克，鸡汤200毫升

/ 调料 / 盐2克，鸡粉3克，水淀粉适量

/ 做法 /

1洗净、去皮的冬瓜切片装盘；洗好的瘦肉切丝；洗净的香菇去蒂、切丝；火腿切细丝，取部分放在冬瓜上。**2**蒸锅中注水烧开，放入装盘的食材，用大火蒸至熟透，取出。**3**锅置火上，放入鸡汤、瘦肉、香菇及余下的火腿，加水略煮，撇去浮沫。**4**放入盐、鸡粉、适量水淀粉拌匀，盛出食材，浇在冬瓜上。

/营/养/功/效/

上汤冬瓜富含粗纤维及多种矿物质，有利水排毒、降低血脂的作用，常吃可减轻小儿肥胖症。

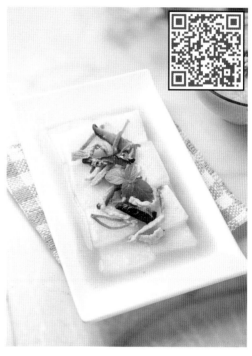

白萝卜拌芹菜

口　味：	鲜
烹饪方法：	煮

/ 原料 / 芹菜80克，白萝卜300克，红椒35克

/ 调料 / 盐2克，白糖2克，鸡粉2克，辣椒油4毫升，橄榄油适量

/ 做法 /

1芹菜拍破切段；白萝卜、红椒切丝。**2**锅中注水烧开，放盐，倒入适量橄榄油拌匀。**3**放入白萝卜煮沸，加入芹菜、红椒，煮约1分钟至断生，捞出，沥干水分。**4**把食材装入碗中，加盐、白糖、鸡粉、橄榄油拌匀。**5**将拌好的食材装盘即可。

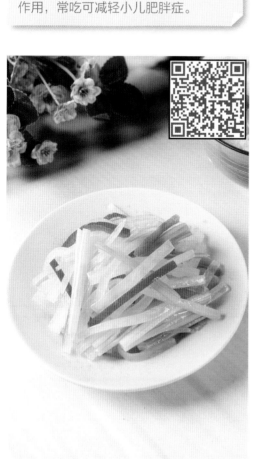

/营/养/功/效/

白萝卜拌芹菜含有丰富的膳食纤维，能促进肠道蠕动，清理肠道，有助于降低血脂，适合肥胖症患儿食用。

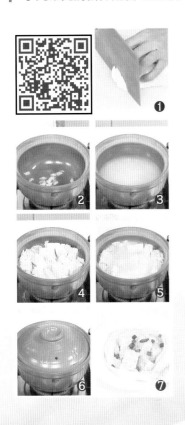

白菜炖豆腐

口味：清淡
烹饪方法：炖

/ 原料 / 冻豆腐150克，白菜100克，水发粉丝90克，姜片、葱花各少许，高汤450毫升

/ 调料 / 盐、鸡粉、料酒、食用油各适量

/ 做法 /

1白菜切去根部；冻豆腐切长条块。**2**砂锅中倒油烧热，放入少许姜片爆香。**3**注入高汤，用大火略煮至汤汁沸腾。**4**倒入白菜、冻豆腐，再注入少许清水。**5**加入适量盐、鸡粉、料酒搅匀；放入粉丝搅匀。**6**盖上盖，转小火煮约15分钟至食材熟透。**7**揭盖，搅拌几下，再转大火，略煮片刻；关火后，盛入盘中，撒上少许葱花即成。

/营/养/功/效/

白 菜炖豆腐含有大量膳食纤维和优质蛋白，但脂肪含量极低，能促进胆固醇排出体外，适合肥胖症患儿食用。

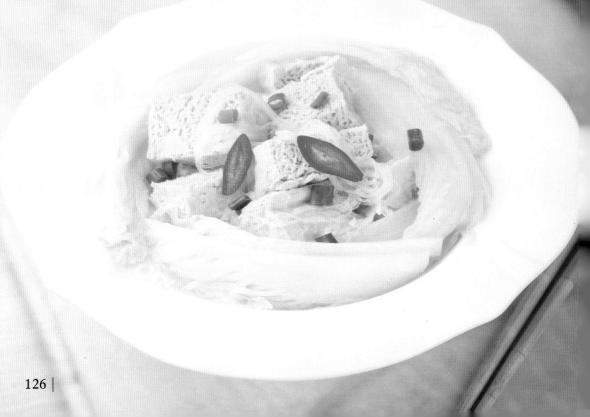

彩蛋黄瓜卷

| 口　　味: 鲜 |
| 烹饪方法: 其他 |

/ 原料 / 鸡蛋2个，彩椒50克，黄瓜条65克

/ 调料 / 盐、鸡粉、水淀粉、食用油各适量

/ 做法 /

1 将黄瓜条削成薄片；彩椒切成小丁。**2** 鸡蛋打入碗中，加适量盐、鸡粉、水淀粉，快速打散搅匀，制成蛋液待用。**3** 用油起锅，放入彩椒，炒匀；倒入蛋液，用中火快速炒熟。**4** 关火后，盛入碗中备用。**5** 取一片黄瓜片，卷成中空的卷。**6** 将炒好的材料填入黄瓜卷，摆入盘中即可。

/营/养/功/效/

黄 瓜含有的丙醇二酸可以抑制人体内糖类物质转变为脂肪，对有肥胖症的小儿来说具有很好的减肥功效。

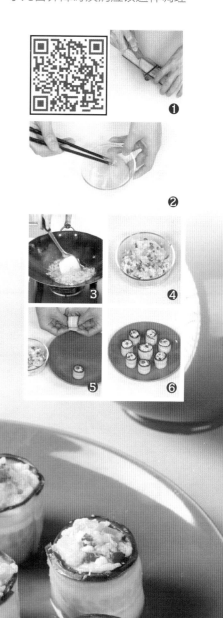

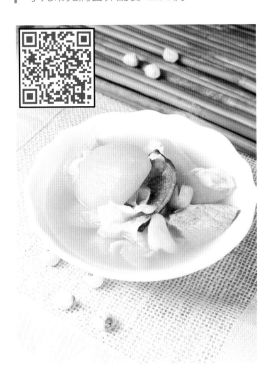

苹果银耳莲子汤

口　味：清淡
烹饪方法：煮

/ 原料 / 水发银耳180克，苹果140克，水发莲子80克，瘦肉75克，干百合15克，陈皮、姜片各少许，水发干贝25克

/ 调料 / 盐2克

/ 做法 /

1 苹果去皮，切小瓣，去果核；莲子去莲心；瘦肉切块。**2** 锅中注水烧开，放入瘦肉汆煮一会儿，捞出待用。**3** 砂锅中注水烧热，倒入瘦肉、苹果、莲子、银耳、干贝、干百合、姜片、陈皮搅匀。**4** 盖上盖，烧开后转小火煮120分钟至食材熟透。**5** 揭盖，加盐调味。

/ 营 / 养 / 功 / 效 /

苹果银耳莲子汤含有的膳食纤维能帮助胃肠蠕动，减少脂肪吸收，适合肥胖症患儿食用。

红绿豆瘦身粥

口　味：淡
烹饪方法：煮

/ 原料 / 红豆100克，绿豆100克，山楂10克，红枣10克

/ 做法 /

1 锅中注水烧开，倒入洗净的红豆、绿豆，搅拌一下。**2** 盖上盖，大火烧开后转小火煮约30分钟至食材变软。**3** 揭盖，加入山楂和红枣，稍稍搅拌；盖上盖，续煮约20分钟至食材熟透即可。

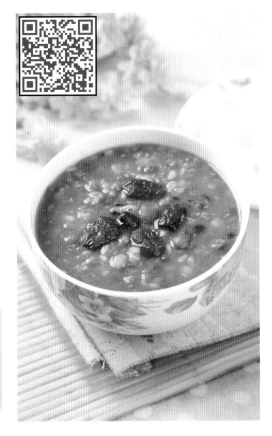

/ 营 / 养 / 功 / 效 /

红绿豆瘦身粥利水除湿且营养价值较高，适用于痰湿体质的肥胖症患儿，效果显著。

苦瓜胡萝卜粥

| 口　味：清淡 |
| 烹饪方法：煮 |

/ 原料 / 水发大米140克，苦瓜45克，胡萝卜
　　　　60克

/ 做法 /

1胡萝卜去皮，切成粒；苦瓜去瓤，切成丁，备用。2砂锅中注水烧开。倒入大米、苦瓜、胡萝卜，搅拌均匀。3盖上锅盖，烧开后用小火煮约40分钟至食材熟软即可。

/营/养/功/效/

苦　瓜胡萝卜粥中含有丰富的膳食纤维和B族维生素，有助于减肥瘦身，适合肥胖症患儿食用。

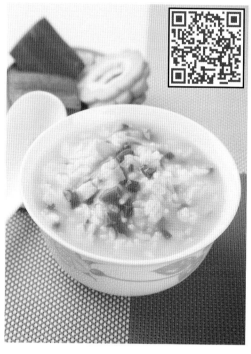

红薯蜂蜜银耳羹

| 口　　味：甜 |
| 烹饪方法：煮 |

/ 原料 / 红薯70克，银耳40克，枸杞少许
/ 调料 / 蜂蜜、水淀粉各适量
/ 做法 /

1红薯去皮，切成小块；泡发的银耳切去根部，切成小块。2锅中注水烧开，倒入红薯、银耳，搅匀，盖上盖，用大火煮20分钟。3揭开盖子，倒入少许枸杞，搅匀，倒入适量水淀粉，搅拌片刻。4加入适量蜂蜜，搅拌一会儿至汤水浓稠。

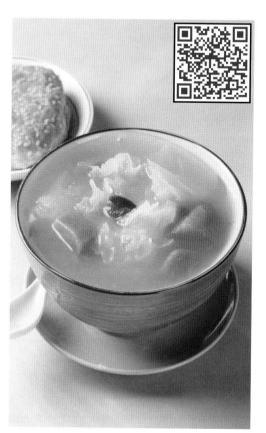

/营/养/功/效/

红　薯蜂蜜银耳羹含有糖类、维生素C、胡萝卜素、纤维素等营养成分，具有益气生津、宽肠胃、通便秘等功效，适合肥胖症患儿食用。

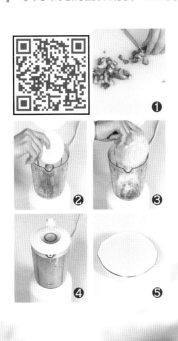

草莓牛奶羹

| 口　　味： | 甜 |
| 烹饪方法： | 榨 |

/ 原料 / 草莓60克，牛奶120毫升

/ 做法 /

1将洗净的草莓去蒂，对半切开，再切成瓣，改切成丁，备用。2取榨汁机，选择搅拌刀座组合，将切好的草莓倒入搅拌杯中。3放入牛奶，注入适量温开水，盖上盖。4选择"榨汁"功能，榨取果汁。5断电后倒出草莓牛奶羹，装入碗中即可。

营/养/功/效

草莓牛奶羹含有的果胶、纤维素能促进胃肠蠕动、疏通肠道，起到减肥瘦身的功效，适合肥胖患儿食用。

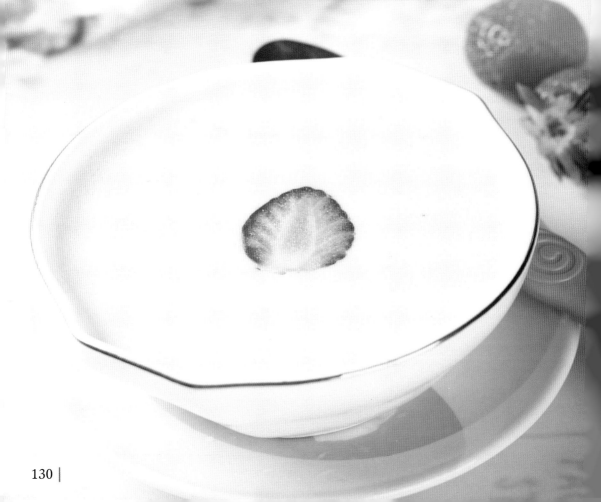

西红柿冬瓜橙汁

口　味：甜
烹饪方法：榨

/ 原料 / 西红柿100克，冬瓜95克，橙子60克

/ 做法 /

1去皮、洗净的冬瓜切小块；橙子取肉，切小块；洗净的西红柿切小块。**2**取榨汁机，选择搅拌刀座组合，倒入切好的食材，注入适量的纯净水榨汁即可。

/营/养/功/效/

西红柿含有番茄红素，可以帮助降低人体能量摄入，减少脂肪积聚，达到减肥的功效。

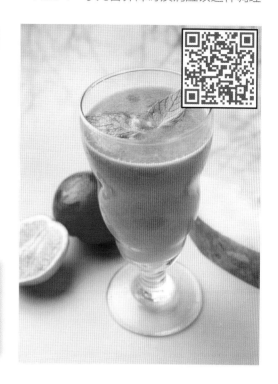

葡萄菠萝奶

口　味：甜
烹饪方法：榨

/ 原料 / 葡萄145克，橙子45克，菠萝肉65克，牛奶200毫升

/ 调料 / 白糖适量

/ 做法 /

1洗净的葡萄切开去籽。**2**洗好的菠萝肉切小块备用。**3**洗净的橙子切小瓣去果皮，将果肉切小块备用。**4**取榨汁机，倒入葡萄、菠萝、橙子、牛奶，榨取果汁即可。

/营/养/功/效/

菠萝含有的蛋白质分解酵素功能类似于胃液，能够分解蛋白质，帮助消化，起到减肥的作用。

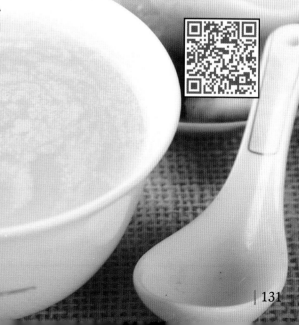

缺铁性贫血

缺铁性贫血是由于体内铁缺乏，导致血红蛋白合成减少，从而发生的一种小细胞低色素性贫血，以血清蛋白减少和铁剂治疗有效为特点。常见于6个月~3岁的婴幼儿。

【症·状·表·现】

1.一般表现： 皮肤、黏膜及甲床呈苍白色，重度贫血皮肤则呈现蜡黄色；易疲倦、毛发干枯、生长发育缓慢。

2.循环和呼吸系统： 心率加快、呼吸加速、脉搏加强、动脉压增高，有时可见毛细血管搏动。到重度贫血代偿功能失调时，出现心脏扩大、心前区收缩期杂音，甚至发生充血性心力衰竭。

3.消化系统： 食欲减退、恶心、腹胀或便秘等。

4.行为异常： 暴躁、易怒、注意力不集中。有可能因为缺铁而出现异食癖。

【饮·食·指·导】

1.改善饮食： 1岁左右的婴儿应添加蛋类、肉末、菜泥等。纠正幼儿偏食，多给予富含铁、维生素和蛋白质的食物。

2.补充含铁食物： 各种瘦肉、动物肝脏、动物血液、鸡蛋黄、豆类及其制品、绿叶蔬菜等富含铁元素，动植物混合吃，会增加铁的吸收。

3.多吃蔬菜水果： 蔬菜水果富含维生素C，可促进铁的吸收。

4.控制奶制品的摄入量： 钙可阻碍铁的吸收，故奶制品摄入量不宜过多。

【预·防·护·理】

1.提倡母乳喂养： 母乳喂养是预防缺铁性贫血的重要措施，母乳中铁的吸收率高。不能母乳喂养时需采用强化铁配方奶粉喂养。

2.服用铁制剂： 患儿应在医生指导下服用铁制剂，如硫酸亚铁、葡萄糖酸亚铁，加服维生素C可促进铁的吸收。

3.定期健康检查： 定期进行贫血检查，以便早发现、早治疗。

西芹木耳炒虾仁

口 味：清淡
烹饪方法：炒

/ 原料 / 西芹75克，木耳40克，虾仁50克，胡
萝卜片、姜片、蒜末、葱段各少许

/ 调料 / 盐3克，鸡粉2克，料酒4毫升，水淀
粉、食用油各适量

/ 做法 /

1西芹切段；木耳切小块；虾仁去虾线。2把
虾仁装碗中，加盐、鸡粉、水淀粉、食用油腌
制。3锅中注水烧开，放盐、食用油、木耳搅
匀，煮1分钟捞出。4倒入西芹搅拌，煮半分钟
至其断生后捞出。5用油起锅，放入少许胡萝
卜片、姜片、蒜末爆香。6倒入虾仁，淋入料
酒，翻炒至虾身弯曲、变色，再倒入木耳、西
芹，炒匀至熟软。7加盐、鸡粉炒匀，倒入水
淀粉勾芡，撒上少许葱段略炒至其断生。

/营/养/功/效/

木耳含有丰富的铁元素，能补充
人体内的铁元素，适合缺铁性
贫血患儿食用。

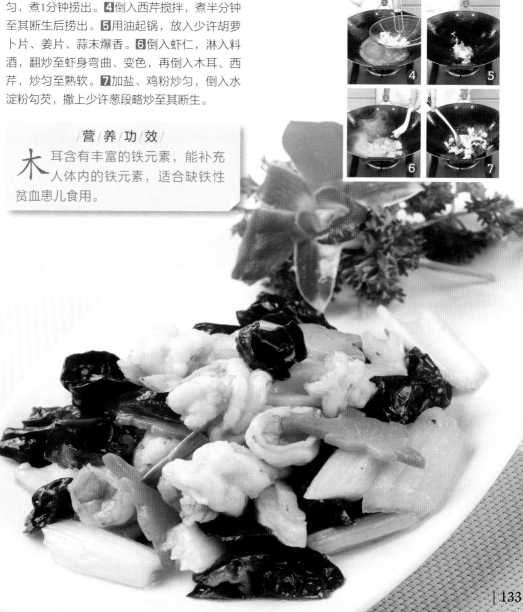

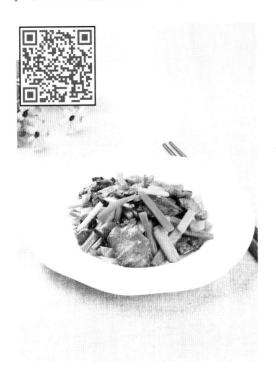

胡萝卜炒鸡肝

口　　味：鲜
烹饪方法：炒

/ 原料 / 鸡肝200克，胡萝卜70克，芹菜65克，姜片、蒜末、葱段各少许

/ 调料 / 盐3克，鸡粉3克，料酒8毫升，水淀粉3毫升，食用油适量

/ 做法 /

1芹菜切段；胡萝卜去皮，切条；鸡肝切成片。2鸡肝中放入盐、鸡粉、料酒腌10分钟。3锅中注水烧开，加盐，放入胡萝卜条焯水，捞出。4把鸡肝倒入沸水锅氽水，捞出。5用油起锅，放入少许姜片、蒜末、葱段爆香，倒入鸡肝，淋入料酒炒香。6倒入胡萝卜、芹菜炒匀，加盐、鸡粉调味，用水淀粉勾芡。

/营/养/功/效/

鸡 肝含有丰富的蛋白质、B族维生素、维生素A、钙、磷、铁，有补血的作用，适合贫血患儿食用。

猪肝炒花菜

口　　味：鲜
烹饪方法：炒

/ 原料 / 猪肝160克，花菜200克，胡萝卜片、姜片、蒜末、葱段各少许

/ 调料 / 盐3克，鸡粉2克，生抽3毫升，料酒6毫升，水淀粉、食用油各适量

/ 做法 /

1花菜切小朵；猪肝切片。2猪肝中加入盐、鸡粉、料酒、食用油腌10分钟至入味。3锅中注水烧开，放盐、食用油，倒入花菜煮至断生后捞出。4用油起锅，放入少许胡萝卜片、姜片、蒜末、葱段爆香。5再倒入猪肝翻炒，倒入花菜，淋上料酒炒香炒透。6转小火，加盐、鸡粉、生抽调味，淋入适量水淀粉勾芡。

/营/养/功/效/

猪 肝的营养价值较高，含有蛋白质、钙、磷、铁、锌、硫胺素、核黄素等营养成分，有补气益血的作用，可以防治缺铁性贫血。

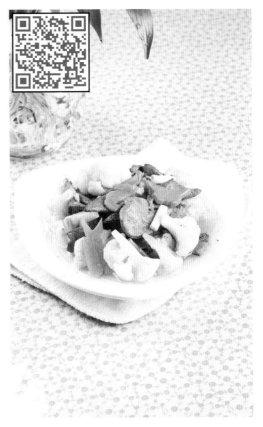

爱心蔬菜蛋饼

| 口　　味：鲜 |
| 烹饪方法：煎 |

/ 原料 / 菠菜60克，土豆100克，南瓜80克，豌豆50克，鸡蛋2个，牛油、面粉各适量

/ 调料 / 盐2克，食用油少许

/ 做法 /

1 菠菜切碎末；南瓜、土豆去皮切细丝。**2** 锅中注水烧开，倒入豌豆，加食用油拌匀，煮半分钟。**3** 放入南瓜、土豆、菠菜煮半分钟至食材断生，捞出。**4** 取碗，倒入食材，打入鸡蛋，加盐拌匀，撒上适量面粉搅匀至面糊状。**5** 煎锅中注油烧至五成热，转小火倒入面糊摊开铺匀呈饼状。**6** 转中火，晃动煎锅煎至成形，翻转蛋饼，放入适量牛油，用小火煎约4分钟至两面熟透。**7** 关火后盛出，放凉后修成"心"形，摆盘。

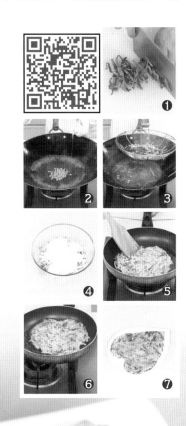

/营/养/功/效/

菠菜含有蛋白质、胡萝卜素、维生素C、粗纤维、钙、磷、铁等营养成分，能促进生长发育、益智健脑、补铁，适合贫血患儿食用。

裙带菜鸭血汤

口　　味：鲜
烹饪方法：煮

/ 原料 / 鸭血180克，圣女果40克，裙带菜50克，姜末、葱花各少许

/ 调料 / 鸡粉2克，盐2克，胡椒粉少许，食用油适量

/ 做法 /

1 圣女果切小块，裙带菜切丝，鸭血切小块。**2** 锅中注水烧开，倒入鸭血拌匀，煮约半分钟至断生后，捞出。**3** 用油起锅，放入少许姜末，大火爆香，倒入圣女果翻炒。**4** 撒上裙带菜丝炒匀，再煮片刻。**5** 注入适量清水搅匀，加入鸡粉、盐调味。**6** 倒入鸭血块搅动，再撒上少许胡椒粉，续煮约2分钟至全部食材熟透。**7** 关火后盛入碗中，撒少许葱花即可。

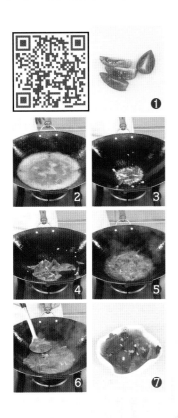

/营/养/功/效/

鸭血营养丰富，富含铁、钙等各种矿物质，有补血和清热解毒的作用，幼儿适量食用鸭血，不仅有补铁的作用，还能预防缺铁性贫血。

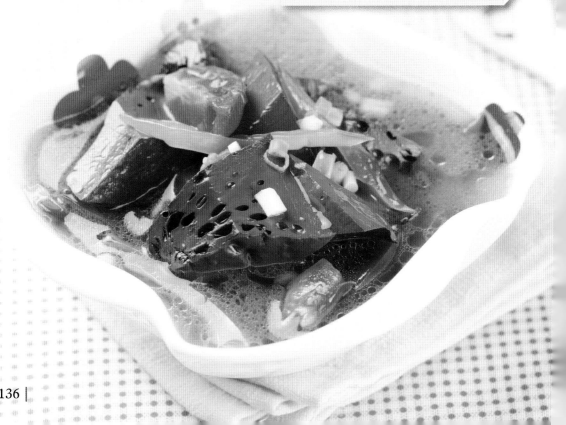

牛肉菠菜粥

| 口　　味：淡 |
| 烹饪方法：煮 |

/ 原料 / 水发大米85克，牛肉50克，菠菜叶40克

/ 做法 /

❶洗净的牛肉切碎。❷锅中注水烧开，倒入菠菜叶，焯煮片刻后，捞出，切碎，待用。❸取榨汁机，注水，放入水发大米、菠菜碎；盖上盖子，榨约半分钟，断电后，取下机身待用。❹砂锅置于火上，放入牛肉碎，炒匀；倒入大米菠菜汁，煮约30分钟至粥黏稠。

/ 营 / 养 / 功 / 效 /

牛肉和菠菜都是富含铁元素的食物，均能起到补血的作用，牛肉还能补充人体血红蛋白，对强健体格很有帮助，适合贫血患儿食用。

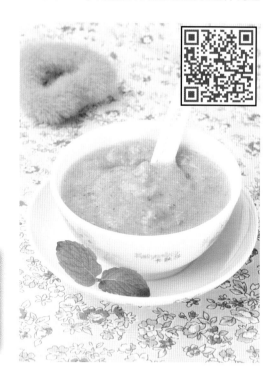

大麦花生鸡肉粥

| 口　　味：鲜 |
| 烹饪方法：煮 |

/ 原料 / 鸡肉150克，大麦仁300克，花生米30克，葱花少许

/ 调料 / 料酒少许

/ 做法 /

❶鸡肉切片。❷砂锅中注水，倒入泡过的大麦仁、花生米，放入鸡肉，拌匀。❸盖上盖，用大火煮开后转小火续煮1小时至食材熟软。❹揭盖，加入料酒，拌匀，盖上盖，续煮15分钟。❺揭盖，拌匀，煮至食材入味；关火后，盛入碗中，撒上少许葱花即可。

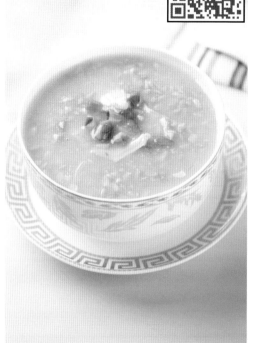

/ 营 / 养 / 功 / 效 /

鸡肉含有血红素铁，容易被人体吸收，可以补充人体对铁元素的需求，促进血红蛋白生成，适合贫血患儿食用。

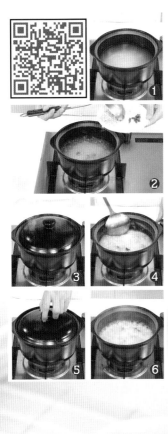

桂圆鸽蛋粥

| 口　　味：甜 |
| 烹饪方法：煮 |

/ 原料 / 水发大米150克，桂圆肉30克，熟鸽蛋2个，燕麦45克，枸杞10克

/ 调料 / 冰糖适量

/ 做法 /

1 砂锅中注水烧开，倒入洗净的大米，搅匀。**2** 放入桂圆肉、燕麦，用勺搅匀。**3** 盖上盖，用小火煮约30分钟至食材熟软。**4** 揭开盖，倒入熟鸽蛋、枸杞、适量冰糖，搅匀。**5** 再盖上盖，用小火续煮5分钟。**6** 揭盖，搅匀，略煮片刻，盛粥装盘即可。

/营/养/功/效/

桂圆鸽蛋粥富含蛋白质、铁、钙等成分，能益气补血，常食有利于改善小儿缺铁性贫血的症状。

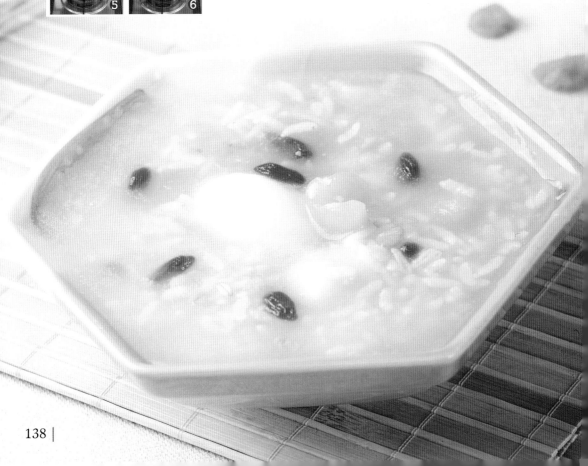

桂圆红枣藕粉羹

| 口　味：甜 |
| 烹饪方法：煮 |

/ 原料 / 水发糯米60克，藕粉55克，红枣、桂圆肉各少许

/ 调料 / 冰糖30克

/ 做法 /

1把藕粉装入碗中，加入少许清水，搅匀，待用。2砂锅中注水烧热，倒入少许桂圆肉、红枣、糯米，搅匀。3盖上盖，烧开后，用小火煮约35分钟至其熟软。4揭开盖，倒入冰糖，搅匀，煮至冰糖溶化。5倒入藕粉，快速搅匀使汤汁更浓稠即可。

/营/养/功/效/

桂圆红枣藕粉羹含有蛋白质、葡萄糖、蔗糖及多种维生素和微量元素，具有补血益气的功效，适合贫血患儿食用。

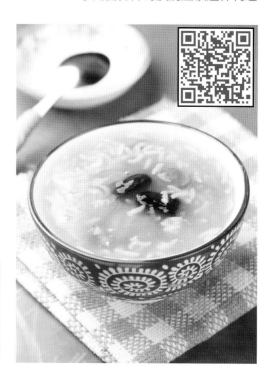

桂圆红枣银耳羹

| 口　味：甜 |
| 烹饪方法：煮 |

/ 原料 / 水发银耳150克，红枣30克，桂圆肉25克

/ 调料 / 食粉3克，白糖20克，水淀粉10毫升

/ 做法 /

1银耳切去根部，切碎，倒入沸水锅中。2加入食粉拌匀，煮约90秒至其熟软捞出。3砂锅中注水烧开，放入桂圆肉、红枣、银耳，盖上盖，用小火煮30分钟。4揭盖，倒入水淀粉，拌匀，加入白糖，拌匀，煮至汤汁浓稠。

/营/养/功/效/

桂圆红枣银耳羹含有蛋白质、维生素A、维生素D及钙、磷、铁等营养成分，具有益气和中、补血宁神的功效，适合贫血患儿食用。

锌缺乏症

小儿锌缺乏症是指出于锌的摄入量不足、吸收障碍、需要量增加、排出过多、代谢异常等原因，导致该元素在体内的缺乏，从而出现一系列的相关疾病。小儿经常食用精制食品，或锌丢失过多，都容易导致锌缺乏。

【症·状·表·现】

1.生长发育障碍：患儿身高、体重明显低于正常同龄、同性别儿童；性器官发育不良。

2.食欲减退：缺锌会导致味觉减退，影响食欲，甚至出现厌食、异食癖。

3.免疫力下降：免疫功能下降，患儿易感染。

4.皮肤病：肠病性肢端皮炎，严重的表现为各种皮疹、大疱性皮炎、复发性口腔溃疡；伤口愈合缓慢。

5.眼病：锌缺乏会造成夜盲症，严重时会造成角膜炎，还会引起视神经疾病和视神经萎缩等疾病。

【饮·食·指·导】

1.补充富含锌的食物：锌在鱼类、肉类、动物肝肾中含量较高；锌在牡蛎、可可、鲱鱼中含量最高且易被人体吸收；奶品及蛋品中含量次之。

2.补充蛋白质：多吃富含优质蛋白的食物，有助于锌的吸收。

3.采取科学的进食方式：对于食欲较差的患儿，可采取少食多餐的方式，食物尽量多样化，且容易消化吸收。

【预·防·护·理】

1.提倡母乳喂养：人乳中锌的吸收利用率较牛乳高，故母乳喂养是预防婴幼儿缺锌的重要措施。

2.养成良好的饮食习惯：培养小儿不挑食、不偏食的良好饮食习惯，保持平衡膳食，多吃富含锌的食物。

3.锻炼身体：多带小儿进行户外运动，锻炼身体，提高免疫力，促进食欲。

4.补充锌制剂：在医生指导下补充锌制剂，如葡萄糖酸锌。

苹果红薯泥

| 口　　味：甜 |
| 烹饪方法：蒸 |

/ 原料 / 苹果90克，红薯140克

/ 做法 /

1 红薯去皮，切成瓣；苹果去皮、去核，切成小块，装盘待用。**2** 把红薯、苹果放入烧开的蒸锅中，中火蒸15分钟至熟后取出。**3** 把红薯放入碗中，用勺子压成泥状；倒入苹果，压烂，拌匀。**4** 取榨汁机，选择搅拌刀座组合，把苹果红薯泥舀入杯中。**5** 选择"搅拌"功能，将苹果红薯泥搅匀，装入碗中即可。

/营/养/功/效/

苹 果含有丰富的锌，锌是人体中许多重要酶的组成成分，是促进生长发育的重要元素。

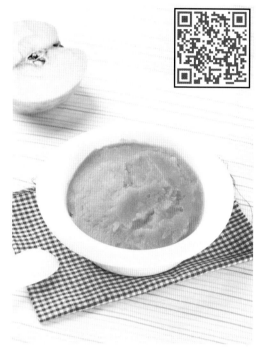

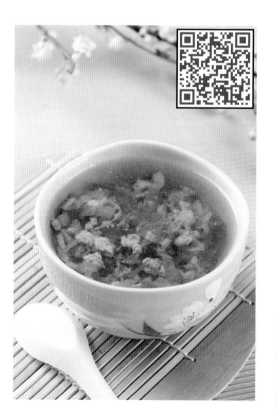

芥菜猪肝末

| 口　　味：鲜 |
| 烹饪方法：煮 |

/ 原料 / 猪肝80克，芥菜叶60克

/ 调料 / 盐少许

/ 做法 /

1 汤锅中注水烧开，放入芥菜叶，煮约半分钟至熟，捞出放凉，剁碎；猪肝剁成末。**2** 汤锅中注水烧开，放入芥菜叶、猪肝，用大火煮沸。**3** 往锅中加入少许盐调味即可。

/营/养/功/效/

猪 肝富含维生素A、铁、锌、铜等成分，有养肝明目的功效，婴幼儿适量食用有利于视力发育。

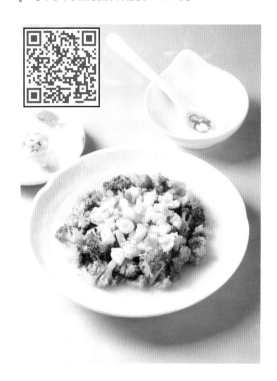

虾仁西蓝花

口　味：鲜
烹饪方法：煮

/ 原料 / 西蓝花230克，虾仁6克

/ 调料 / 盐、鸡粉、水淀粉各少许，食用油适量

/ 做法 /

1 锅中注水烧开，加入食用油、盐，倒入西蓝花，拌匀，煮1分钟捞出，待放凉后切掉根部。**2** 虾仁切成小段，装入碗中，加盐、鸡粉、水淀粉，拌匀，腌渍10分钟，备用。**3** 炒锅注油烧热，注水，加盐、鸡粉，倒入虾仁，拌匀，煮至虾身卷起并呈现淡红色。**4** 关火，取一盘，摆上西蓝花，盛入锅中的虾仁即可。

/ 营 / 养 / 功 / 效 /

西 蓝花含有蛋白质、维生素、矿物质等营养成分，具有提高机体免疫力、促进生长发育等功效。

鲜鱿鱼炒金针菇

口　味：鲜
烹饪方法：炒

/ 原料 / 鱿鱼300克，彩椒50克，金针菇90克，姜片、蒜末、葱白各少许

/ 调料 / 盐3克，鸡粉3克，料酒7毫升，水淀粉6毫升，食用油适量

/ 做法 /

1 金针菇去根部；彩椒切丝；鱿鱼内侧切上麦穗花刀，改切成片。**2** 把鱿鱼装入碗中，放入盐、鸡粉、料酒、水淀粉抓匀，腌渍10分钟。**3** 锅中注水烧开，倒入鱿鱼，汆至鱿鱼卷起，捞出备用。**4** 用油起锅，放入少许姜片、蒜末、葱白爆香，倒入鱿鱼炒匀，淋入料酒炒香。**5** 放入金针菇、彩椒炒至熟软，加盐、鸡粉调味。**6** 倒入水淀粉炒匀，盛入盘中即可。

/ 营 / 养 / 功 / 效 /

本 品对骨骼发育和造血十分有益，并对小儿身高和智力发育有良好的作用。

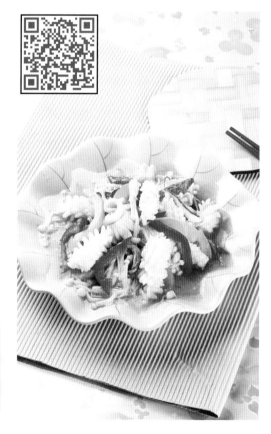

鲜虾花蛤蒸蛋羹

| 口　　味：鲜 |
| 烹饪方法：蒸 |

/ 原料 / 花蛤肉65克，虾仁40克，鸡蛋2个，
　　　　葱花少许

/ 调料 / 盐2克，鸡粉2克，料酒4毫升

/ 做法 /

1 虾仁去除虾线，切小段，装入碗中，放入洗净的花蛤肉。**2** 淋入料酒，加盐、鸡粉，拌匀，腌渍约10分钟。**3** 鸡蛋打入蒸碗中，加鸡粉、盐，打散调匀，倒入少许温开水，快速搅拌匀。**4** 放入腌好的虾仁、花蛤肉，拌匀，备用。**5** 蒸锅上火烧开，放入蒸碗，盖上盖，用中火蒸约10分钟至食材熟透。**6** 揭盖，取出蒸碗，撒上少许葱花即可。

/ 营 / 养 / 功 / 效 /

花蛤肉含有蛋白质、钙、镁、铁、锌等营养成分，可以滋阴明目、软坚化痰、补钙、补锌等。

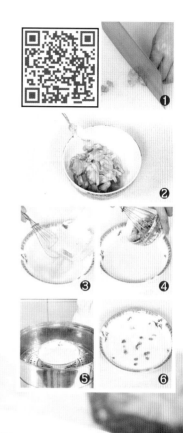

白萝卜牡蛎汤

口　　味：鲜
烹饪方法：煮

/ 原料 / 白萝卜丝30克，牡蛎肉40克，姜丝、葱花各少许

/ 调料 / 料酒10毫升，盐2克，鸡粉2克，芝麻油、胡椒粉、食用油各适量

/ 做法 /

1 锅中注水烧开，倒入白萝卜丝、少许姜丝。**2** 放入牡蛎肉，搅匀。**3** 淋入适量食用油、料酒，搅匀。**4** 盖上锅盖，焖煮5分钟至食材煮透。**5** 揭开锅盖，加入适量芝麻油、胡椒粉、鸡粉、盐，搅拌片刻。**6** 盛入碗中，撒上少许葱花即可。

/ 营 / 养 / 功 / 效 /

牡 蛎富含锌元素，能有效补充人体所需的锌元素，适合缺锌的患儿食用。

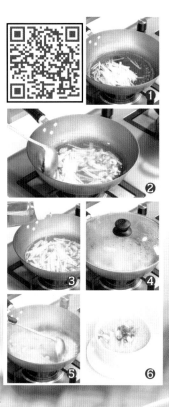

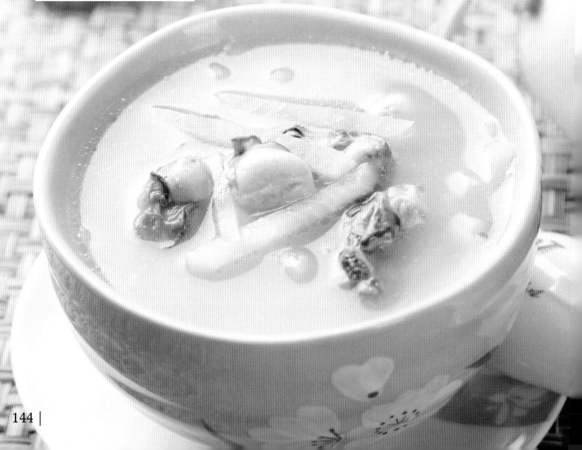

干贝瘦肉粥

| 口　　味：鲜 |
| 烹饪方法：煮 |

/ 原料 / 水发大米260克，瘦肉180克，水发干
贝40克，姜丝、葱花各少许

/ 调料 / 盐3克，鸡粉3克，胡椒粉少许

/ 做法 /

❶瘦肉切片，切条，改切成丁。❷砂锅注水，
倒入大米、瘦肉、少许姜丝、干贝搅匀。❸加
盖，大火烧开后改用小火煮40分钟至熟。❹揭
盖，放入盐、鸡粉、少许胡椒粉，拌匀。❺加
盖，煮约3分钟至入味。

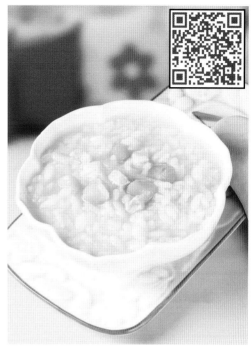

/营/养/功/效/

干贝富含锌元素，能有效补充人
体所需的锌元素，适合缺锌的
患儿食用。

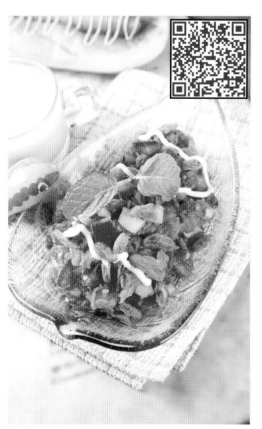

南瓜葡萄干沙拉

| 口　　味：淡 |
| 烹饪方法：冻 |

/ 原料 / 熟南瓜块200克，葡萄干30克，西红
柿丁50克，黄瓜丁50克

/ 调料 / 盐4克，沙拉酱适量

/ 做法 /

❶取一碗，放入熟南瓜块，将南瓜压成泥状。
❷倒入西红柿丁、黄瓜丁，加入盐搅拌均匀。
❸封上保鲜膜，放入冰箱冷藏30分钟，取出。
❹装入碟中，撒上葡萄干，挤上适量沙拉酱。

/营/养/功/效/

南瓜含有蛋白质、胡萝卜素、叶
黄素、维生素C、钙、磷、锌
等营养成分，具有增强免疫力、补锌
等功效。

佝偻病

【病·症·介·绍】

小儿佝偻病，又称骨软化病，主要是由于钙摄入不足、日光照射不足、钙磷比例不当以及其他因素影响，导致维生素D、钙缺乏，从而使钙、磷代谢紊乱，以骨骼的钙化障碍为主要特征的慢性营养缺乏病。其发病缓慢，影响生长发育，多发生于3个月~2岁的小儿。

【症·状·表·现】

1.初期：以非特异的神经精神症状为主，如夜惊、多汗、烦躁不安等；常见枕秃，即枕部因多汗刺激而经常摩擦，形成环形脱发区。

2.激期：除初期症状加剧外，以骨骼改变和运动机能发育迟缓为主。颅骨软化、头颅呈方形、前囟大及闭合延迟；两侧肋骨与肋软骨交界处膨大如珠子，称"肋串珠"；胸骨中部向前突出形似"鸡胸"，或下陷成"漏斗胸"，胸廓下缘向外翻起为"肋缘外翻"；脊柱后突、侧突；小儿两腿形成"O"型或"X"型腿；肌肉松弛，腹部膨大；出牙较迟，牙齿不整齐，容易发生龋齿；大脑皮质功能异常，条件反射形成缓慢，患儿表情淡漠，语言发育迟缓；免疫力低下。

3.恢复期：经治疗后，临床症状和体征逐渐减轻或消失。

4.后遗症期：多见于2岁以后的儿童。重度佝偻病会留下不同部位、不同程度的骨骼畸形的后遗症。

【饮·食·指·导】

1.补充维生素D：富含维生素D的食物有鱼肝油、蛋黄、肝等。

2.补充钙、磷：富含钙的食物如虾皮、豆腐、奶酪等，富含磷的食物如瘦肉、禽、蛋、鱼、坚果等。要注意合适的钙磷比例为2：1。

【预·防·护·理】

1.晒太阳：防治佝偻病的重要措施，阳光中的紫外线能促进维生素D的合成。

2.母乳喂养：母乳中营养丰富，并且要及时添加含维生素D的辅食。

3.加强锻炼：加强小儿体格锻炼，多做俯卧撑以及扩胸运动使胸部扩张，能纠正轻度鸡胸和肋外翻。

清炒时蔬鲜虾

| 口　　味：鲜 |
| 烹饪方法：炒 |

/ 原料 / 西葫芦100克，鲜百合25克，虾仁40克，姜末、葱末各少许

/ 调料 / 盐4克，鸡粉2克，料酒3毫升，水淀粉、食用油各适量

/ 做法 /

1️⃣西葫芦切薄片。2️⃣虾仁切小丁块，放盐、鸡粉、水淀粉拌匀，注入食用油，腌渍10分钟。3️⃣沸水锅中放盐、食用油，放入西葫芦片煮半分钟。4️⃣再放入百合，煮半分钟捞出。5️⃣用油起锅，用姜末、葱末爆香，倒入虾仁炒至呈淡红色。6️⃣淋入料酒，放入焯煮过的食材，快速翻炒至食材熟透，调入盐、鸡粉调味。

/ 营 / 养 / 功 / 效 /

西葫芦和虾仁中含有较多的钙，对幼儿补钙有极大的帮助，能够防治小儿佝偻病。

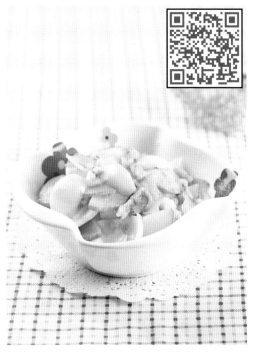

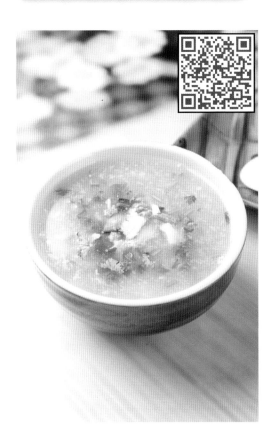

西湖牛肉羹

| 口　　味：鲜 |
| 烹饪方法：煮 |

/ 原料 / 花蟹100克，牛肉150克，水发香菇15克，香菜少许，鸡蛋清适量

/ 调料 / 盐2克，水淀粉适量

/ 做法 /

1️⃣锅中注水，放入花蟹，煮8分钟至熟，捞出放凉，将花蟹去壳，切去四肢，取蟹肉。2️⃣香菜切成碎末；香菇、牛肉切成丁，备用。3️⃣锅中注水倒入牛肉丁略煮，捞出备用。4️⃣锅中注水，放入牛肉丁拌匀，倒入香菇、花蟹肉煮6分钟至熟。5️⃣加入盐，淋入适量水淀粉，拌匀。6️⃣把适量鸡蛋清倒入碗中，关火后，将食材盛入碗中，撒上少许香菜即可。

/ 营 / 养 / 功 / 效 /

花蟹含有钙、磷等营养成分，具有补钙、促进钙吸收的作用，可用于防治小儿佝偻病。

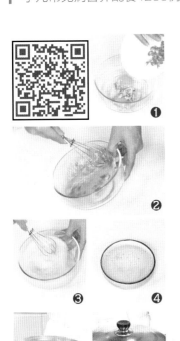

虾米花蛤蒸蛋羹

口　　味：鲜
烹饪方法：蒸

/ 原料 / 鸡蛋2个，虾米20克，蛤蜊肉45克，
　　　　葱花少许

/ 调料 / 盐1克，鸡粉1克

/ 做法 /

1取一个大碗，打入鸡蛋，倒入洗净的蛤蜊肉、虾米。**2**加入盐、鸡粉，快速搅拌均匀。**3**注入适量温开水，快速搅拌均匀，制成蛋液。**4**取一个蒸碗，倒入调好的蛋液，搅匀。**5**蒸锅上火烧开，放入蒸碗。**6**用中火蒸约10分钟至蛋液凝固，取出，撒上少许葱花即可。

/ 营 / 养 / 功 / 效 /

虾米含有蛋白质、维生素A、氨茶碱、钙、钾、碘、镁、磷等营养成分，可以补充人体所需的钙质，有助于防治小儿佝偻病。

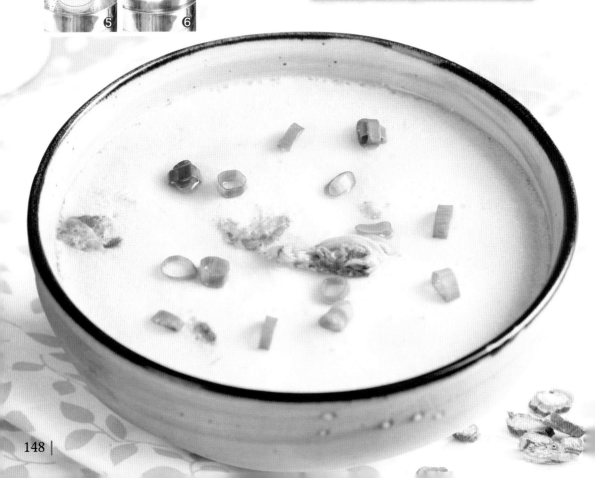

茶树菇煲牛骨

| 口　　味：鲜 |
| 烹饪方法：炖 |

/ 原料 / 牛骨段500克，茶树菇100克，姜片、
　　　　葱花各少许

/ 调料 / 盐3克，鸡粉2克，料酒少许

/ 做法 /

1 茶树菇切去根部，切成段。**2** 锅中注水烧
开，倒入牛骨段，淋入少许料酒搅散，煮沸
后，氽去血水，捞出备用。**3** 砂锅中注水烧
开，倒入牛骨段。**4** 放入少许姜片、茶树菇，
淋入少许料酒；盖上盖，用小火炖煮2小时至
熟。**5** 揭开盖，加入盐、鸡粉，搅匀。**6** 关火
后，盛入汤碗中，撒上少许葱花即可。

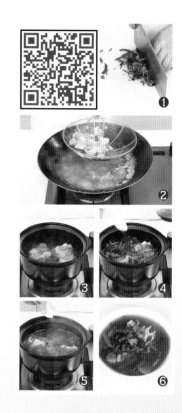

营/养/功/效

牛 骨含有蛋白质、脂肪、骨胶
原、磷酸钙、磷酸镁等营养成
分，具有补肾、补钙、润肺、美容、
益髓等功效，可防治小儿佝偻病。

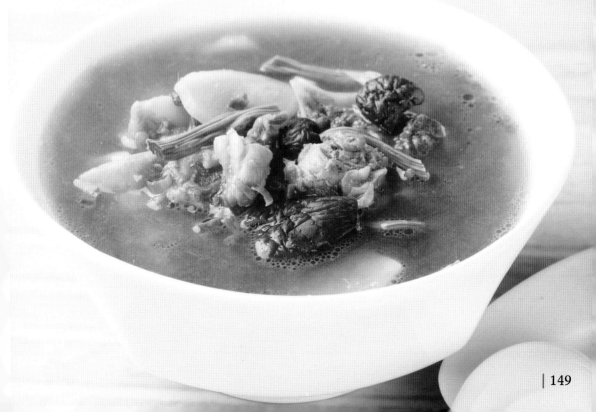

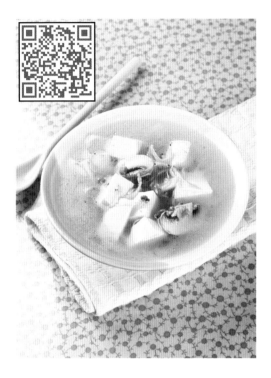

银鱼豆腐竹笋汤

口 味：鲜
烹饪方法：煮

/ 原料 / 竹笋100克，豆腐90克，口蘑80克，银鱼干20克，姜片、葱花各少许

/ 调料 / 盐、鸡粉、料酒、食用油各适量

/ 做法 /

1 豆腐切小方块；口蘑切小块；竹笋去皮，切薄片。2 锅中注水烧开，加盐，放入竹笋、口蘑搅拌，煮半分钟。3 倒入豆腐块，续煮半分钟至全部食材断生后捞出。4 用油起锅，用姜片爆香，倒入银鱼干，淋上料酒炒匀。5 注水，加盐、鸡粉搅匀。6 倒入煮好的食材搅匀。7 用中火续煮2分钟至熟，撒上葱花。

/ 营 / 养 / 功 / 效 /

竹 笋不仅能促进肠道蠕动，帮助消化，去积食，还有补钙的作用，有助于防治小儿佝偻病。

虾皮肉末青菜粥

口 味：鲜
烹饪方法：煮

/ 原料 / 虾皮15克，肉末50克，生菜80克，水发大米90克

/ 调料 / 盐、生抽各少许

/ 做法 /

1 生菜切成粒；虾皮剁成末。2 锅中注水烧开，倒入大米，拌匀；放入虾皮，搅匀，烧开。3 用小火煮30分钟至大米熟软，放入切好的肉末，搅匀。4 放入少许盐、生抽，搅匀，放入切好的生菜，拌匀煮沸。5 把煮好的虾皮肉末青菜粥盛出，装入碗中即成。

/ 营 / 养 / 功 / 效 /

虾 皮含有丰富的蛋白质和矿物质，其中钙的含量极为丰富，可补充小儿所需的钙质，可用于防治小儿佝偻病。

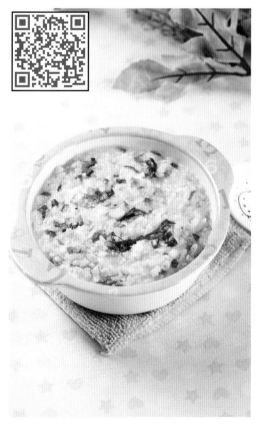

鲜奶玉米糊

口　　味：甜
烹饪方法：煮

/ 原料 / 牛奶120毫升，玉米片50克，猕猴桃
　　　　55克，葡萄干15克

/ 做法 /

1 猕猴桃去皮，切成薄片。2 汤锅上火烧热，倒入备好的牛奶，搅匀，用大火煮片刻。3 待牛奶将沸时，撒入玉米片，搅拌几下，用中火煮片刻至其溶化。4 撒上葡萄干，拌匀、搅散，略煮片刻。5 再倒入切片的猕猴桃，搅拌匀，续煮一会儿至其析出营养物质。

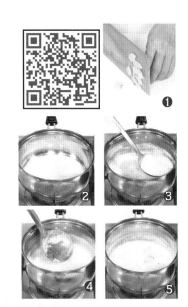

/营/养/功/效/

鲜奶是人体钙的最佳来源，而且钙、磷比例非常适当，有利于促进人体对钙质的吸收，可防治小儿佝偻病。

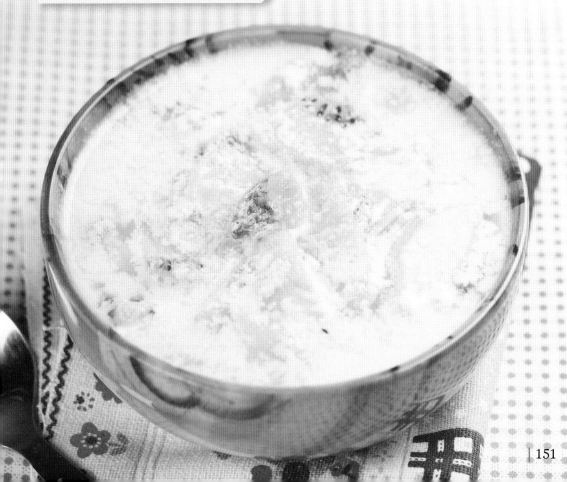

鹌鹑蛋龙须面

| 口　味：鲜 |
| 烹饪方法：煮 |

/ 原料 / 龙须面120克，熟鹌鹑蛋75克，海米10克，生菜叶30克

/ 调料 / 盐2克，食用油适量

/ 做法 /

1 洗净的生菜叶切碎，备用。**2** 砂锅中注水烧开，淋入适量食用油，撒上海米，放入折断的龙须面，拌匀，煮至软。**3** 盖上盖，用中火煮约3分钟至其熟透。**4** 揭盖，加盐，倒入熟鹌鹑蛋拌匀。**5** 放入生菜叶煮至断生即可。

/营/养/功/效/

鹌鹑蛋含有蛋白质、维生素、铁、磷、钙等营养成分，有补益气血、强身健脑、补钙的功效，有利于防治小儿佝偻病。

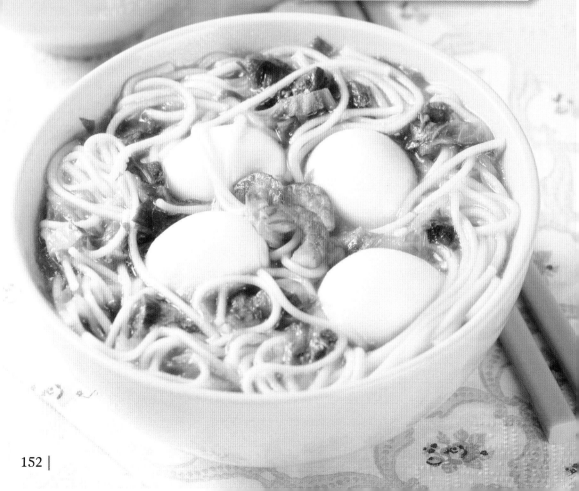

圣女果酸奶沙拉

口　味：酸
烹饪方法：拌

/ 原料 / 圣女果150克，橙子200克，雪梨180克，酸奶90克，葡萄干60克

/ 调料 / 山核桃油10毫升，白糖2克

/ 做法 /

1 圣女果对半切开；雪梨去皮，切块，去芯；橙子切成片。**2** 取一碗，倒入酸奶，加入白糖，淋入山核桃油，拌匀，制成沙拉酱。**3** 备一盘，四周摆上切好的橙子片，放入切好的圣女果，摆上切好的雪梨。**4** 浇上沙拉酱，撒上葡萄干即可。

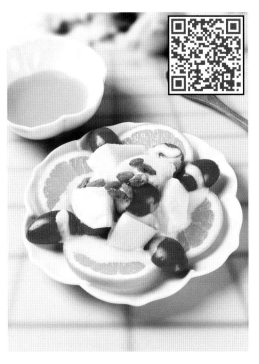

/营/养/功/效/

酸 奶含有丰富的钙元素，是小儿补钙的良好来源，可用于防治小儿佝偻病。

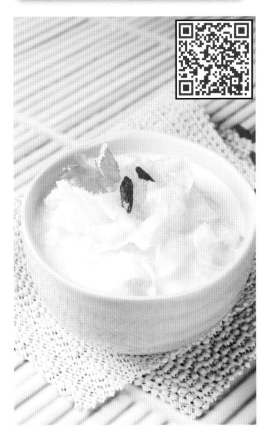

雪梨银耳牛奶

口　味：甜
烹饪方法：煮

/ 原料 / 雪梨120克，水发银耳85克，牛奶100毫升

/ 调料 / 冰糖25克

/ 做法 /

1 将去皮、洗净的雪梨切开，去除果核，再切小块。**2** 砂锅中注入适量清水烧热，倒入雪梨块，放入备好的银耳，拌匀。**3** 盖上盖，大火烧开后转小火煮约35分钟至食材熟透。**4** 揭盖，注入牛奶，撒上备好的冰糖，搅匀，转中火煮至冰糖溶化即可。

/营/养/功/效/

雪 梨银耳牛奶含丰富的钙、磷、铁、锌、铜、锰以及维生素。其中牛奶是人体钙的最佳来源，且钙磷比例适当，有利于钙质的吸收，故可防治小儿佝偻病。

Part

5

小儿皮肤疾病应该这样调理

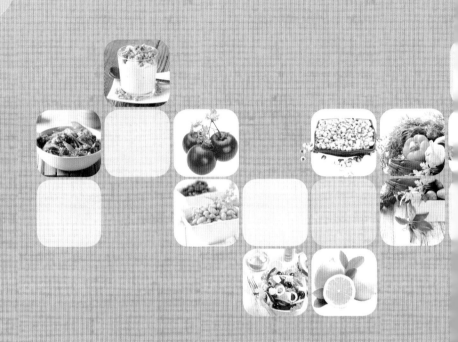

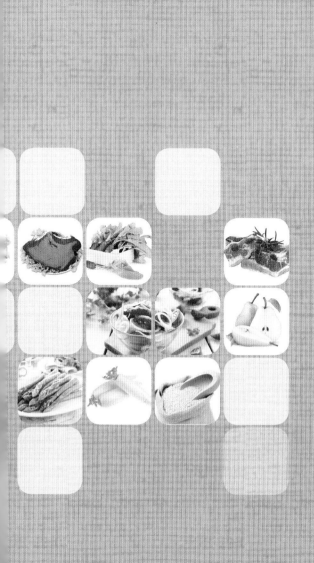

小儿皮肤较成年人薄且娇嫩，容易受到损伤；其皮肤散热和保温功能较差，气温过低容易生冻疮，过高则容易起痱子。所以在其生长发育的过程中，容易患上一些常见的皮肤疾病。因此，家长平时要注意保持小儿皮肤的清洁，多带小儿进行户外活动以改善皮肤的血液循环，增强免疫力。

痱子

【病·症·介·绍】

痱子是由于在高温闷热环境下，大量汗液不易蒸发，导致汗腺导管堵塞、汗管破裂，汗液渗入并刺激周围组织而引起的表浅性、炎症性皮肤病。主要表现为丘疹、丘疱疹、小水疱，婴幼儿多发，在凉爽环境里会自行消退且较快消退。

【症·状·表·现】

1.多发部位：多发生在面部、头颈部、胸背、肘窝、大腿内侧等部位。

2.红色粟粒疹：即红痱，是小儿最常见的痱子，成批出现圆而尖形的针头大小的密集丘疹或丘疱疹，有轻度红晕，消退后有轻度脱屑，有轻度烧灼、刺痒感。

3.晶形粟粒疹：即白痱，为针尖至针头大小浅表性小水疱，壁薄、清亮、无红晕，易擦破，干后有细小鳞屑，一般无感觉。

4.脓包性粟粒疹：即脓痱，顶端有针头大小的脓包，较少见，溃破后可继发感染。

5.深部粟粒痱：即深痱，常见于严重和反复的红痱患儿，为密集的皮色小水疱，清亮，不易擦破，出汗时增大，不出汗时缩小。

【饮·食·指·导】

1.宜吃下列食物：宜吃清淡、易消化的食物；宜吃新鲜蔬菜水果，如绿叶菜汁、新鲜果汁、菜泥、果泥等；宜吃清热解毒的食物，如西瓜、冬瓜、黄瓜、丝瓜、苦瓜等。

2.忌吃下列食物：忌吃油腻、甜腻、生冷、辛辣等刺激性食物；忌吃海鲜等发物。

3.保证饮水充足：要保证足够的饮水量，可喂些蔬果汁。

【预·防·护·理】

1.保持良好的室内环境：保持室内空气流通，温度、湿度适当。

2.勤换衣物：勤换衣服、床单等，要穿透气性好、吸湿性良好、宽松的衣服。

3.勤洗澡：但不宜过多。及时擦汗，保持小儿皮肤干爽、清洁。

4.抹痱子粉：小儿沐浴后抹痱子粉，可预防痱子，但出现痱子后不要使用，以免堵塞毛孔。

5.避免小儿日晒：避免小儿在烈日下玩耍。

6.防止小儿抓挠：修剪小儿指甲，以免挠破后引起感染。

芦笋炒百合

口　　味：清淡
烹饪方法：炒

/ 原料 / 芦笋110克，彩椒50克，百合45克，
　　　　姜片、葱段各少许

/ 调料 / 盐3克，鸡粉2克，料酒4毫升，水淀
　　　　粉、食用油各适量

/ 做法 /

1芦笋去皮，切段；彩椒切块。2锅中注水烧
开，放入食用油、盐，倒入芦笋段、彩椒块、
百合煮至断生后捞出。3用油起锅，放入姜
片、葱段爆香，倒入食材大火翻炒。4加入料
酒、鸡粉、盐调味，用水淀粉勾芡即成。

/ 营/养/功/效 /

芦笋含有人体所需的多种氨基酸，
其比例很符合人体的需要，食用
后能增强免疫力，防治小儿痱子。

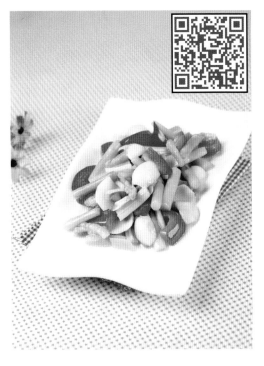

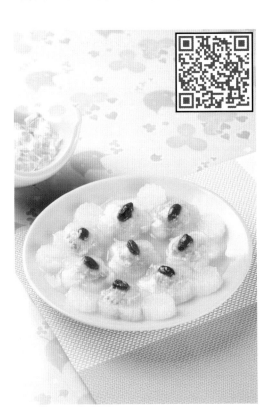

酿冬瓜

口　　味：鲜
烹饪方法：蒸

/ 原料 / 冬瓜350克，肉末100克，枸杞少许

/ 调料 / 盐、鸡粉、水淀粉、食用油各适量

/ 做法 /

1冬瓜去皮，切片，用模具压出花型，再用模
具把冬瓜片中间挖空。2把冬瓜片装入盘中，
在挖空部分塞入肉末，再放上少许洗净的枸
杞。3把酿好的冬瓜片放入烧开的蒸锅中，用
大火蒸3分钟至熟，取出。4用油起锅，倒入少
许清水，放入适量盐、鸡粉，拌匀煮沸。5倒
入适量水淀粉，调成稠汁。6把稠汁浇在酿冬
瓜片上，即可。

/ 营/养/功/效 /

冬瓜含有糖类、蛋白质、维生
素、矿物质和微量元素，有清
热解毒、利尿消肿的作用，可以很好
地防治小儿痱子。

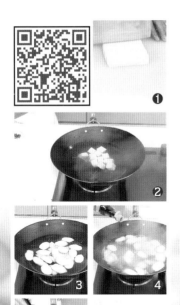

丝瓜豆腐汤

/ 原料 / 豆腐250克，去皮丝瓜80克，姜丝、葱花各少许

/ 调料 / 盐、鸡粉各1克，陈醋5毫升，芝麻油、老抽各少许

/ 做法 /

1. 洗净的丝瓜切成厚片；洗好的豆腐切成块。
2. 沸水锅中倒入少许姜丝、豆腐块。
3. 倒入切好的丝瓜，稍煮片刻至沸腾。
4. 加入盐、鸡粉、少许老抽、陈醋。
5. 将材料拌匀，煮6分钟至熟透。
6. 关火后盛出煮好的汤，装入碗中，撒上少许葱花，淋入少许芝麻油即可。

/ 营 / 养 / 功 / 效 /

丝瓜味甘性寒，具有通行经络、凉血解毒的作用，适合小儿痱子患者食用。

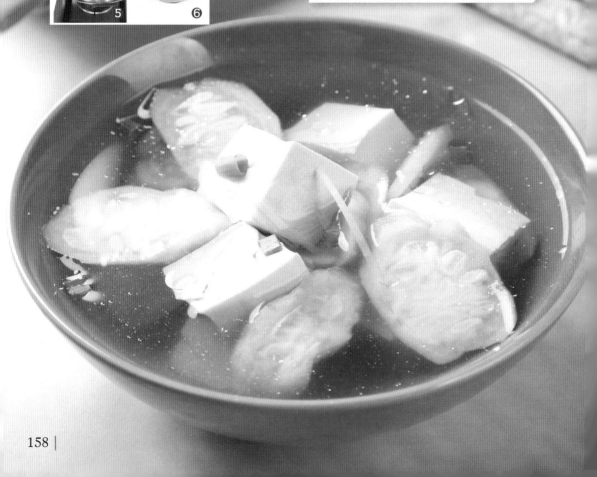

双瓜汤

| 口　　味：鲜 |
| 烹饪方法：煮 |

/ 原料 /　西瓜200克，冬瓜175克

/ 调料 /　盐、鸡粉各1克

/ 做法 /

1洗净的冬瓜切长方块；洗净的西瓜切小瓣，去籽，再切小块。**2**砂锅中注入适量清水，用大火烧开。**3**倒入切好的西瓜、冬瓜，拌匀。**4**盖上盖，烧开后用小火煮约30分钟。**5**揭盖，加入盐、鸡粉，拌匀调味。

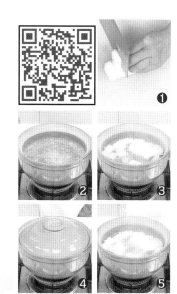

/营/养/功/效/

西瓜、冬瓜均可清热解毒，且还能利水除湿，可使热邪随尿液排出，适合小儿痱子患者食用。

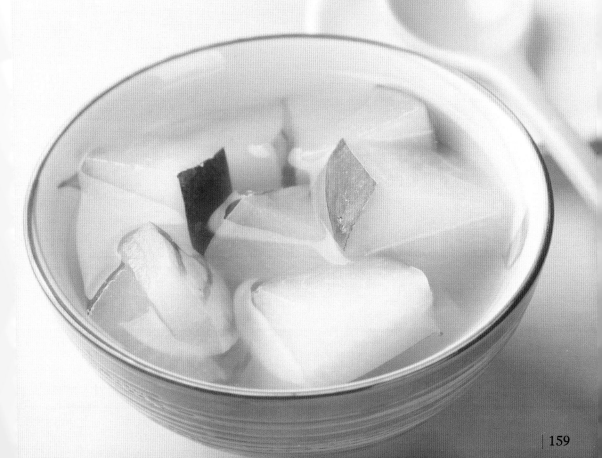

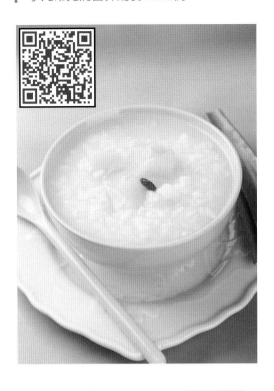

芦荟雪梨粥

口　味：甜
烹饪方法：煮

/ 原料 / 水发大米180克，芦荟30克，雪梨170克

/ 调料 / 白糖适量

/ 做法 /

1 雪梨去核、去皮，果肉切成小块；芦荟取果肉，切小段。2 砂锅中注水烧热，倒入大米搅拌匀，盖上盖，烧开后用小火煮约30分钟至米粒变软。3 揭盖，倒入芦荟、雪梨块，搅拌匀，再盖上盖，用小火续煮约15分钟至食材熟透。4 揭盖，加入适量白糖煮至溶化即成。

/营/养/功/效/

芦荟雪梨粥有清热解毒、养心润肺的功效，能促进新陈代谢，加速痱子好转，适合痱子患儿食用。

丝瓜竹叶粥

口　味：清淡
烹饪方法：煮

/ 原料 / 大米100克，薏米100克，竹叶少许，丝瓜30克

/ 做法 /

1 丝瓜切滚刀块，待用。2 砂锅中注水烧热，倒入少许竹叶，盖上锅盖，煮开后转小火煮30分钟至其析出有效成分。3 揭盖，将竹叶捞净，倒入大米、薏米，搅匀，盖上盖，煮开后转小火煮1小时至食材熟透。4 揭开锅盖，倒入丝瓜，略煮一会儿至其熟软。

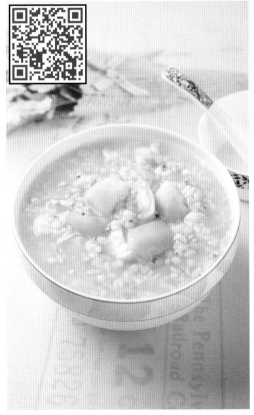

/营/养/功/效/

丝瓜含有蛋白质、植物黏液、维生素B、维生素C、钙、磷、铁等营养成分，具有清热解毒、凉血止血的功效，有利于防治痱子。

黄瓜猕猴桃汁

| 口　味：清淡 |
| 烹饪方法：榨 |

/ 原料 / 黄瓜120克，猕猴桃150克

/ 调料 / 蜂蜜15毫升

/ 做法 /

1黄瓜切丁，猕猴桃切块，备用。**2**取榨汁机，选择搅拌刀座组合，将黄瓜、猕猴桃块倒入搅拌杯中，加入适量纯净水。**3**盖上盖，选择"榨汁"功能，榨取蔬果汁。**4**揭盖，加入蜂蜜，再选择"榨汁"功能，搅拌片刻即可。

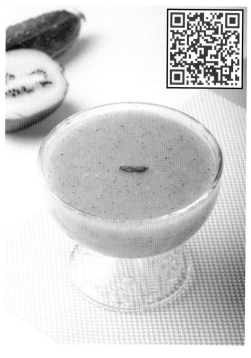

/营/养/功/效/

黄瓜猕猴桃汁富含维生素C，能提高免疫力，且具有清热解毒的功效，有利于痱子的防治。

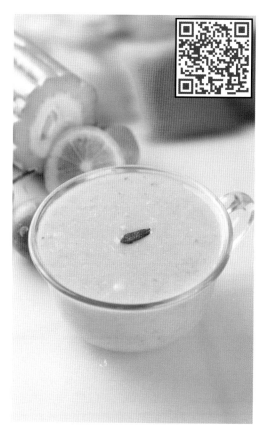

金橘柠檬苦瓜汁

| 口　味：苦 |
| 烹饪方法：榨 |

/ 原料 / 金橘200克，苦瓜120克，柠檬片40克

/ 做法 /

1洗净的苦瓜放入沸水锅中煮约半分钟，断生后捞出放凉，切成丁；金橘切小块。**2**取榨汁机，选择搅拌刀座组合，倒入切好的食材，注入少许矿泉水，盖上盖。**3**选择"榨汁"功能，榨一会儿，使食材榨出汁水。**4**揭开盖，放入柠檬片，盖好盖，再次选择"榨汁"功能即成。

/营/养/功/效/

金橘柠檬苦瓜汁营养丰富，富含维生素C，有清热解毒、凉血消疹的作用，可用于防治小儿痱子。

荨麻疹

小儿荨麻疹是由细菌、病毒、寄生虫、花粉、灰尘、化学物质等过敏原所引起，导致皮肤、黏膜小血管扩张及渗透性增加，从而出现局限性水肿反应的一种皮肤过敏性变态反应，易反复。多发于1岁以上的幼儿。

【症·状·表·现】

1.瘙痒：发病突然，可在接触过敏原后，一瞬间内皮肤出现刺痒。

2.风疹块：随着瘙痒和抓挠，迅速出现大小不等的红斑和风疹块。

3.皮肤划痕症：阳性，即在正常皮肤上划后，可出现与划痕一致的红色疙瘩。

4.伴随症状：可出现恶心、呕吐、腹痛及腹泻；咽喉发堵、胸闷、气短、呼吸困难；部分患儿可出现手足、眼睑、面部水肿；严重时还会有面色苍白、呼吸困难、血压下降等休克表现。

【饮·食·指·导】

1.宜吃下列食物：宜吃清淡、易消化食物；多吃碱性食物，如苦瓜、黄瓜、胡萝卜等。

2.忌吃下列食物：忌吃引起过敏的食物；忌吃辛辣、油腻、生冷等刺激性食物；忌吃菇、菌类、海鲜类等发物。

3.脱敏：如果禁忌的食物过多又是日常所需的，可以通过少量并逐次加量来达到为小儿脱敏的目的。

4.补充维生素：注意补充维生素C或维生素B_1，这些与抗组胺类药物联合使用，可对荨麻疹起到良好的防治效果。

【预·防·护·理】

1.避免接触过敏原：及时找出过敏原，避免再次接触。

2.注意卫生：搞好环境、居室和个人卫生，杜绝引起荨麻疹的昆虫滋生。

3.注意休息：保证充足睡眠，不宜过度劳累，玩耍有度。

4.锻炼身体：增强小儿体质，适量运动。

5.求助医生：反复发作，难以恢复的尽早在医生指导下用药治疗。

苹果胡萝卜泥

口　　味：甜
烹饪方法：蒸

/ 原料 / 苹果90克，胡萝卜120克

/ 调料 / 白糖10克

/ 做法 /

1 苹果肉切成小块，胡萝卜切成丁，分别装入盘中。**2** 放入烧开的蒸锅中，用中火蒸15分钟至熟，取出。**3** 取榨汁机，选择搅拌刀座组合，将榨汁机拧紧，杯中放入胡萝卜、苹果、白糖，盖紧盖。**4** 选择"搅拌"功能，将胡萝卜、苹果搅成果蔬泥。**5** 取下刀座组合，把苹果胡萝卜泥倒入碗中即可。

/营/养/功/效/

苹 果胡萝卜泥富含矿物质和维生素，能提高机体抵抗力，有利于荨麻疹的防治。

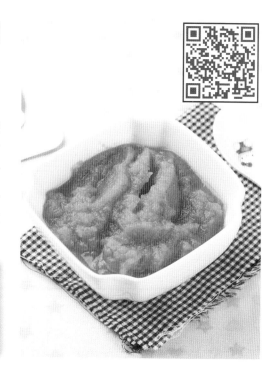

苦瓜绿豆汤

口　　味：苦
烹饪方法：煮

/ 原料 / 水发绿豆200克，苦瓜100克

/ 调料 / 冰糖40克

/ 做法 /

1 将苦瓜切成小块，装入盘中，待用。**2** 砂锅中注水烧开，倒入绿豆，搅匀。**3** 盖上盖，煮沸后用小火煮约40分钟，至绿豆变软。**4** 揭盖，倒入苦瓜，搅匀；再加入冰糖，略微搅拌几下，使其散开。**5** 盖好盖，用小火续煮约10分钟，至全部食材熟透。

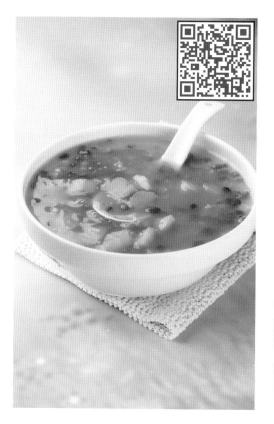

/营/养/功/效/

苦 瓜绿豆汤含有蛋白质、碳水化合物、维生素等营养成分，且清热解毒，有利于荨麻疹的防治。

苦瓜银耳汤

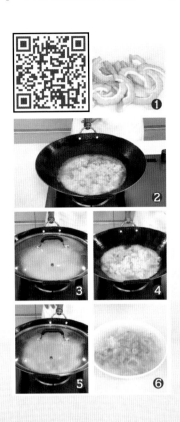

/ 原料 / 苦瓜200克，水发银耳150克，葱花少许
/ 调料 / 盐、鸡粉各2克，食用油适量
/ 做法 /

1️⃣苦瓜切片；银耳切去根部，再切成小朵。
2️⃣锅中注水烧开，放入银耳，搅匀，煮约1分钟，捞出。3️⃣用油起锅，放入苦瓜片，用大火快速翻炒至变软，注入适量清水，盖上盖，煮约1分钟。4️⃣揭开盖，倒入银耳，加入盐、鸡粉，搅拌匀。5️⃣再盖上盖，用中火煮约3分钟，至食材熟透。6️⃣取下盖子，盛在碗中，撒上少许葱花即成。

/营/养/功/效/

苦瓜银耳汤含有蛋白质、粗纤维、钙、磷、B族维生素等营养成分，有滋阴润燥、益气养胃、提高免疫的功效，有利于荨麻疹的防治。

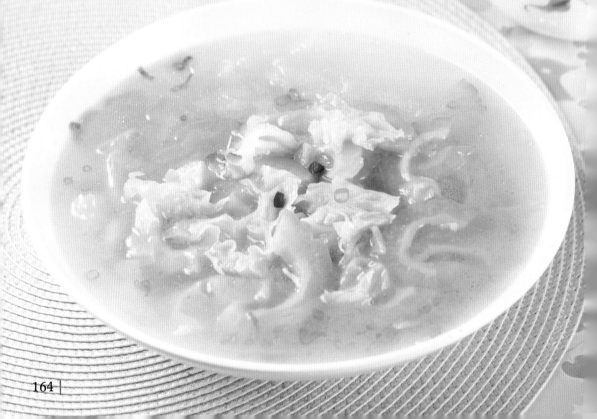

木瓜白萝卜丝沙拉

| 口　　味：甜 |
| 烹饪方法：拌 |

/ 原料 / 白萝卜70克，木瓜70克，酸奶50克

/ 调料 / 蜂蜜5克，白醋5毫升，盐2克

/ 做法 /

1 白萝卜去皮，切成细丝；木瓜去皮、去籽，切成片，将部分切成丝。2 取一个碗，倒入白萝卜丝，加盐拌匀，腌10分钟捞出，压去多余的水分。3 将木瓜丝放入白萝卜丝中，搅拌匀，加入白醋、蜂蜜，搅匀调味。4 将木瓜片摆入盘中，将拌好的食材装入盘中，倒入备好的酸奶即可。

/ 营 / 养 / 功 / 效 /

木瓜白萝卜丝沙拉含有大量维生素及多种氨基酸、矿物质，可以提高抵抗力，预防荨麻疹。

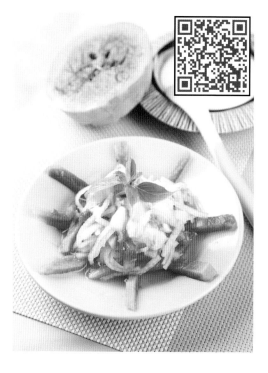

猕猴桃苹果汁

| 口　　味：甜 |
| 烹饪方法：榨 |

/ 原料 / 猕猴桃75克，苹果165克

/ 做法 /

1 苹果肉切成小块；猕猴桃果肉切成瓣，再去除硬芯，切成丁，备用。2 取榨汁机，选择搅拌刀座组合，倒入切好的苹果、猕猴桃。3 注入适量纯净水，盖上盖，选择"榨汁"功能，榨取果汁即可。

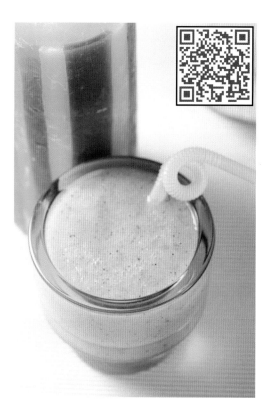

/ 营 / 养 / 功 / 效 /

猕猴桃苹果汁含有维生素、氨基酸、纤维素和多种矿物质，具有促进生长发育、提高抵抗力等功效，适合荨麻疹的防治。

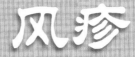

风疹

【病·症·介·绍】

风疹，又称"风痧"，是由风疹病毒感染引起的急性出疹性传染病。以前驱期短、低热、皮疹、耳后和枕部淋巴结肿大为特征，一般病情较轻，病程短，预后良好。通过空气中的飞沫或密切接触而传播，是儿童常见的一种传染病。

【症·状·表·现】

1.早期：症状轻微或不明显，可有低热或中度发热，伴头痛、食欲减退、乏力、咳嗽、打喷嚏、流鼻涕、咽痛和眼结膜充血等；偶有呕吐、腹泻、鼻衄、齿龈肿胀等。

2.出疹：皮疹为淡红色细点状斑疹、斑丘疹或丘疹，从耳后、颈部开始，继而出现在胸背部，在24小时内布满躯干及四肢。

3.伴随症状：低热、轻度上呼吸道炎症；同时全身浅表淋巴结肿大，尤其是耳后、枕后和颈后淋巴结最为明显，有轻度按压痛。

【饮·食·指·导】

1.保证饮食清淡且易消化：发热期及出疹期给患儿吃易消化的流食或半流食，如小米粥、挂面等；恢复期给予营养丰富且易消化的食物。

2.宜吃下列食物：宜吃蔬菜水果等富含维生素和矿物质的食物。

3.忌吃下列食物：忌吃辛辣、油腻、生冷等刺激性食物；忌吃菌菇类、海鲜类等发物。

4.保证饮水量：给小儿多饮水或果汁，以利于出汗和排尿，促进有毒物质排出。

【预·防·护·理】

1.做好隔离：避免患儿与其他人接触，以免传染。

2.保持室内通风：室内多开窗通风，保持空气新鲜、温度适宜。

3.注意卫生：保持小儿皮肤清洁，防止感染；给小儿修剪指甲，以免抓挠感染。

4.注意休息：患儿应安静休息，保持体力。

5.进行物理降温：小儿体温过高，可用温水或酒精为小儿擦身。

6.预防：接种疫苗；平时让小儿多锻炼身体，提高抵抗力；不在传染流行的时候去人多的地方。

黄瓜炒土豆丝

| 口　味：清淡
| 烹饪方法：炒

/ 原料 / 土豆120克，黄瓜110克，葱末、蒜末
　　　　各少许

/ 调料 / 盐3克，鸡粉、水淀粉、食用油各适量

/ 做法 /

1 黄瓜、土豆切成丝。**2** 锅中注水烧开，放盐，倒入土豆丝，煮约半分钟至其断生，捞出。**3** 用油起锅，下入少许蒜末、葱末，用大火爆香。**4** 倒入黄瓜丝翻炒至析出汁水，再放入土豆丝快速翻炒至熟透。**5** 转小火，加入盐、适量鸡粉，转中火翻炒至入味，淋入适量水淀粉勾芡。

/ 营 / 养 / 功 / 效 /

本 品富含蛋白质、糖、脂肪、胡萝卜素、B族维生素，能清热解毒，适合风疹患儿食用。

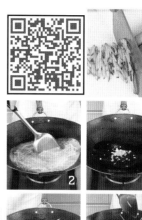

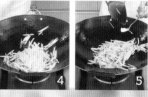

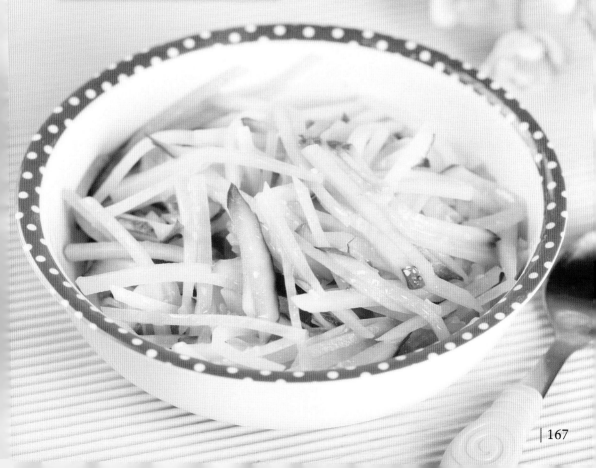

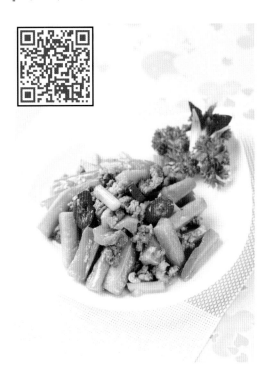

肉末苦瓜条

口　味：苦
烹饪方法：炒

/ 原料 / 苦瓜200克，肉末90克，姜片、蒜末、葱段各少许

/ 调料 / 盐2克，鸡粉2克，食粉、料酒、生抽、水淀粉、食用油各适量

/ 做法 /

1苦瓜去籽，切段。2锅中注水烧开，放入食粉，倒入苦瓜煮2分钟至其断生，捞出。3用油起锅，倒入肉末翻炒至转色。4放入少许姜片、蒜末、葱段炒香，倒入适量生抽、料酒炒匀。5放入苦瓜炒匀，加盐、鸡粉炒匀，倒入适量水淀粉勾芡。

/营/养/功/效/

肉末苦瓜条含有蛋白质、脂肪、维生素C，能清热解毒、提高免疫力，有利于风疹的防治。

/营/养/功/效/

胡萝卜西红柿汤含有蛋白质、胡萝卜素、维生素、钙、磷、铁等营养成分，能增强免疫力、健脾消食，有利于风疹的防治。

胡萝卜西红柿汤

口　味：鲜
烹饪方法：煮

/ 原料 / 胡萝卜30克，西红柿120克，鸡蛋1个，姜丝、葱花各少许

/ 调料 / 盐少许，鸡粉2克，食用油适量

/ 做法 /

1胡萝卜切薄片；西红柿切片；鸡蛋打入碗中搅匀。2锅中倒入油烧热，放入姜丝爆香；倒入胡萝卜片、西红柿片炒匀，注水。3用中火煮3分钟，加入少许盐、鸡粉调味。4倒入备好的蛋液搅散，最后撒上少许葱花。

薏米红枣菊花粥

| 口　　味：甜 |
| 烹饪方法：煮 |

/ 原料 / 水发大米100克，水发薏米80克，红枣
　　　　30克，枸杞10克，菊花7克

/ 调料 / 冰糖40克

/ 做法 /

1 砂锅中注水烧开，放入菊花搅拌匀，盖上盖，烧开后，小火煮约10分钟至食材散出香味。**2** 揭盖，捞出菊花，再倒入大米、薏米，放入红枣、枸杞搅拌匀。**3** 盖好盖，煮沸后，用小火煮约30分钟至米粒熟软。**4** 取下盖，加入冰糖搅拌匀，用大火续煮至冰糖溶化。**5** 关火后，盛入汤碗中即成。

/ 营 / 养 / 功 / 效 /

薏米红枣菊花粥含有氨基酸、B族维生素、钙、磷、镁、钾等营养成分，对促进血液循环、清热解毒有一定的作用，有利于风疹患儿的恢复。

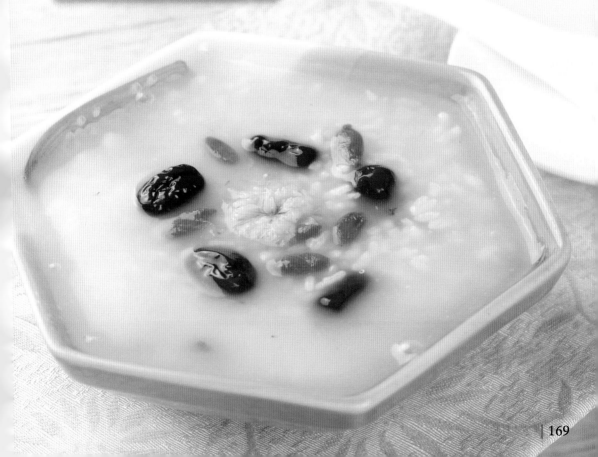

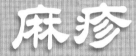

麻疹

【病·症·介·绍】

小儿麻疹是由麻疹病毒引起的常见急性呼吸道传染病，其传染性很强，以发热、上呼吸道感染、眼结膜炎、全身斑丘疹、口腔麻疹黏膜斑等临床表现为特征，通过呼吸道分泌物、飞沫传播，目前尚无特效药物。

【症·状·表·现】

1.出疹前期：发热，多为中度以上发热；咳嗽、流鼻涕、流泪、咽部充血肿痛；眼结膜发炎、眼睑水肿、畏光、下眼睑边缘有一条明显的充血横线；口腔出现麻疹黏膜斑，为灰色小白点，外有红色晕圈。

2.出疹期：发热后3~4天，体温可突然升高至40℃左右，从耳后、颈部、发际线边缘依次出现红色斑丘疹，24小时内遍及面部、躯干及四肢。

3.伴随症状：呕吐、腹泻、烦躁不安或昏昏欲睡。

4.恢复期：疹子消退的顺序和出疹顺序一致，疹退后脱皮屑，皮肤伴有色素沉着，之后逐渐消失。

【饮·食·指·导】

1.初期饮食：宜食用透发麻疹的食物，如芫荽、竹笋、芦根、荸荠等煎汤。

2.高热期饮食：宜清淡饮食，选择易消化的食物，以流质、半流质饮食为宜。

3.恢复期饮食：宜选择清补食物，如鸡蛋、豆腐等；多吃新鲜蔬菜水果。

4.多饮水：保证充足的饮水量，加速毒素排出体外。

5.忌吃下列食物：忌吃辛辣、油腻、生冷等刺激性食物；忌吃海鲜等发物；限制食盐摄入量。

【预·防·护·理】

1.做好隔离：不带患儿去人多的地方，以防传染。

2.进行物理降温：高热时，可采取温水浴、冰敷大血管处等物理方法降温。

3.保持皮肤干燥：给小儿穿棉质宽松的衣服，保持皮肤干燥清洁。

4.保持良好室内环境：保持适宜湿度和温度、空气新鲜；衣服、床单等需在阳光下暴晒。

5.预防：接种疫苗；加强锻炼；流行季节少去人多的公共场所。

胡萝卜丝炒豆芽

| 口　味：清淡
| 烹饪方法：炒

/ 原料 / 胡萝卜150克，黄豆芽120克，彩椒40克，葱、蒜蓉、姜丝各少许

/ 调料 / 盐3克，味精、白糖、料酒、水淀粉、食用油各适量

/ 做法 /

1胡萝卜、彩椒切细条，葱切段。2锅注水烧热，加盐、食用油煮沸。3倒入胡萝卜丝拌煮片刻；再放入黄豆芽煮至断生；放入彩椒丝煮熟，捞出。4另起油锅，用少许姜丝、葱段、蒜蓉爆香，再放入所有食材炒匀。5加盐、白糖、味精调味，淋入料酒，用水淀粉勾芡。

/营/养/功/效/

胡萝卜含有的胡萝卜素能调节细胞内平衡，可有效防止过敏性皮炎等变态反应。

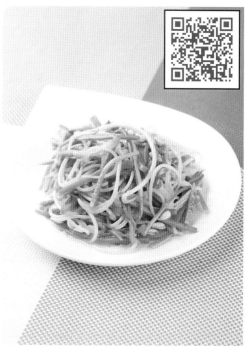

蘑菇竹笋豆腐

| 口　味：清淡
| 烹饪方法：炒

/ 原料 / 豆腐400克，竹笋50克，口蘑60克，葱花少许

/ 调料 / 盐少许，水淀粉4毫升，鸡粉2克，生抽、老抽、食用油各适量

/ 做法 /

1豆腐切块；口蘑、竹笋切丁。2锅中注水烧开，放入盐，倒入口蘑、竹笋搅匀，煮1分钟。3放入豆腐搅匀，略煮片刻，捞出食材。4锅中倒入适量食用油，放入食材炒匀，加入适量清水。5放入盐、鸡粉、适量生抽炒匀；加适量老抽炒匀；倒入适量水淀粉勾芡。6关火后，把食材盛入盘中，撒上少许葱花即可。

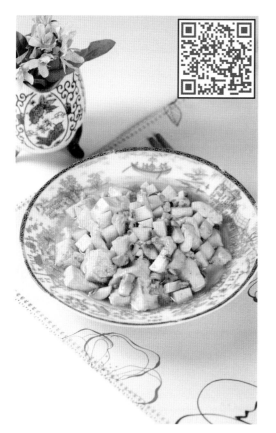

/营/养/功/效/

竹笋含有一种白色的含氮物质，具有开胃、促消化的功效，有助于改善麻疹患儿因发热导致的消化不良、食欲不振等症状。

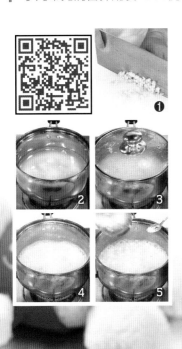

丝瓜瘦肉粥

口　　味：鲜
烹饪方法：煮

/ 原料 / 丝瓜45克，瘦肉60克，水发大米100克

/ 调料 / 盐2克

/ 做法 /

1丝瓜去皮，切成粒；瘦肉剁成末。**2**锅中注水烧热，倒入水发好的大米拌匀。**3**盖上盖，用小火煮30分钟至大米熟烂。**4**揭盖，倒入肉末拌匀。**5**放入丝瓜煮沸，加入盐调味即可。

/营/养/功/效/

丝瓜瘦肉粥含有丰富的蛋白质、碳水化合物和维生素，有补虚强身、滋阴润燥的功效，非常适合麻疹患儿补充营养之用。

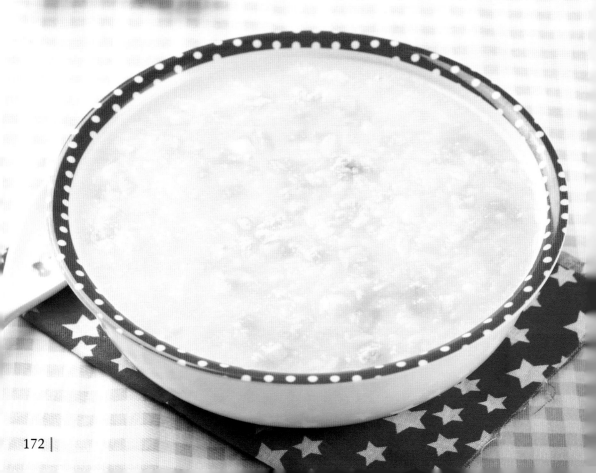

苹果黄瓜沙拉

口　　味：甜
烹饪方法：拌

/ 原料 / 苹果120克，黄瓜100克，猕猴桃100
　　　　克，牛奶20毫升

/ 调料 / 沙拉酱少许

/ 做法 /

1黄瓜切成片；苹果切小块；猕猴桃去皮，切成片。2把切好的食材装入碗中，倒入牛奶，放入少许沙拉酱。3快速搅拌均匀，至食材入味。4取一个干净的盘子，盛入拌好的食材，摆好盘即成。

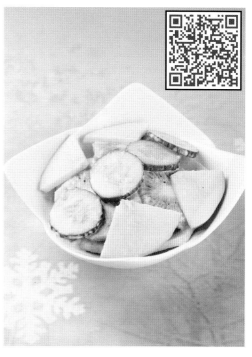

/营/养/功/效/

苹果黄瓜沙拉含较多水分，且营养丰富，能为患儿补充缺失的营养和能量，适用于小儿麻疹患者。

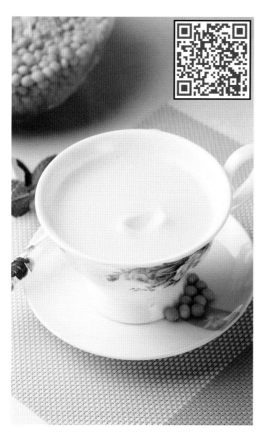

百合豆浆

口　　味：甜
烹饪方法：榨

/ 原料 / 百合8克，水发黄豆70克

/ 调料 / 白糖适量

/ 做法 /

1将已浸泡8小时的黄豆倒入碗中，用清水搓洗干净，倒入滤网，沥干水分。2将洗好的黄豆、百合倒入豆浆机中，注水至水位线即可。3选择"五谷"程序，再选择"开始"键，开始打浆，约15分钟，即成豆浆。4把煮好的豆浆倒入滤网，用汤匙搅拌，滤取豆浆。5将百合豆浆倒入碗中，放入适量白糖，拌匀。

/营/养/功/效/

百合豆浆含有较多的蛋白质和维生素，能帮助补充麻疹患儿高热时消耗的能量，以达到增强体质，促进恢复的目的。

水痘

【病·症·介·绍】

水痘是由水痘—带状疱疹病毒初次感染引起的急性传染病，传染力强，主要发生在婴幼儿，冬春季多发，以皮肤分批出现斑丘疹、水疱和结痂且各期皮疹可同时存在为特点。通过接触和飞沫传播。

【症·状·表·现】

1.出疹前期： 发病急，有发热、头痛、乏力等前驱症状，一般24小时内就会出现皮疹。

2.出疹期： 发热数小时后出现皮疹，先发于头部、躯干，呈向心性分布。皮疹呈米粒至豌豆大的圆形水疱，周围有明显红晕，约2~3天水疱干涸结痂，不留瘢痕。皮疹分批出现，且各期皮疹可同时存在。

3.其他： 瘙痒；体质差的小儿会出现高热、全身不适、水疱出血；抓破后会留下轻度凹痕；妊娠期感染可引起胎儿畸形、早产。

【饮·食·指·导】

1.清淡饮食： 不用特别加强营养，应选择清淡、易消化的食物，可吃些稀粥、米汤、牛奶、面条和面包，还可加些豆制品、瘦猪肉等。

2.宜吃下列食物： 宜吃富含维生素和矿物质的蔬菜水果。

3.忌吃下列食物： 忌吃辛辣、油腻、生冷等刺激性食物；忌吃海鲜类等发物。

4.多饮水： 给小儿多饮水或果汁，以利于出汗和排尿，促进有毒物质排出。

【预·防·护·理】

1.隔离： 患儿应早期隔离，直到全部水痘结痂。

2.保证休息： 发热期应注意卧床休息，保持室内安静。

3.保持良好的室内环境： 经常开窗通风，保持空气新鲜；保持适宜温度和湿度。

4.消毒： 受过污染的衣物需要在太阳下暴晒，或消毒水洗。

5.皮肤护理： 修剪小儿指甲，注意不要让小儿抓破水痘，以免感染；痒时可给予炉甘石洗剂外用；穿宽松、棉质衣物。

6.预防： 接种疫苗；锻炼身体，提高免疫力；流行期间避免去人多的公共场所。

黄瓜拌绿豆芽

| 口　味：清淡
| 烹饪方法：拌

/ 原料 / 黄瓜200克，绿豆芽80克，蒜末、葱花各少许

/ 调料 / 盐2克，鸡粉2克，陈醋4毫升，芝麻油、食用油各适量

/ 做法 /

1 黄瓜切成丝。2 锅中注水烧开，加入食用油，放入绿豆芽拌匀，煮约半分钟至熟，捞出沥干水分，装入碗中，再放入切好的黄瓜丝。3 加入盐、鸡粉，少许蒜末、葱花，倒入陈醋拌匀入味。4 淋入适量芝麻油，把碗中的食材搅拌匀即可。

/营/养/功/效/

本品含有较多维生素C，且能清热解毒、利尿消肿，水痘患儿食之有助于病情的恢复。

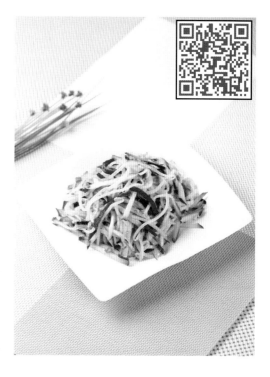

西芹黄花菜炒肉丝

| 口　味：鲜
| 烹饪方法：炒

/ 原料 / 西芹80克，水发黄花菜80克，彩椒60克，瘦肉200克，蒜末、葱段各少许

/ 调料 / 盐3克，鸡粉3克，生抽5毫升，水淀粉5毫升，食用油适量

/ 做法 /

1 黄花菜切去花蒂；彩椒去籽切丝；西芹切丝；瘦肉切丝。2 将肉丝装入碗中，加盐、鸡粉、水淀粉拌匀，倒入食用油腌至入味。3 锅中注水烧开，放入黄花菜煮半分钟捞出。4 锅中注油烧热，放入少许蒜末爆香，倒入肉丝翻炒至变色。5 放入西芹、黄花菜、彩椒炒匀，加盐、鸡粉调味，淋入生抽，放入少许葱段炒至断生。

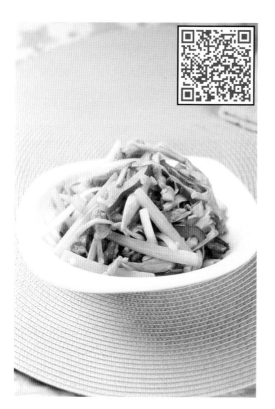

/营/养/功/效/

西芹黄花菜炒肉丝含有大量维生素和膳食纤维，能帮助刺激肠胃蠕动，促进排便，可预防水痘患儿因发热而导致的大便干燥、排便困难。

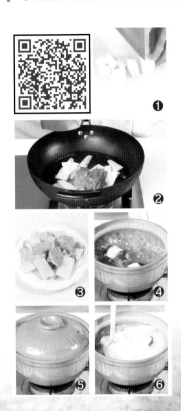

❶

❷

❸ **❹**

❺ **❻**

冬瓜鲜笋瘦肉汤

| 口　　味：鲜 |
| 烹饪方法：煮 |

/ 原料 / 冬瓜200克，猪腱肉150克，竹笋300克，香菇40克，姜片少许

/ 调料 / 盐2克，鸡粉2克

/ 做法 /

❶冬瓜去皮，切块；竹笋去皮，切片；香菇切块；猪腱肉切片。**❷**锅中注水烧开，倒入竹笋、猪肉搅匀，煮至断生。**❸**把竹笋和猪肉捞出，装盘备用。**❹**砂锅中注水烧开，倒入香菇、少许姜片。**❺**放入竹笋、猪肉、冬瓜，盖上盖，用小火煮40分钟至食材熟透。**❻**揭盖，放入盐、鸡粉拌匀调味。

/营/养/功/效/

冬瓜鲜笋瘦肉汤含蛋白质、粗纤维、胡萝卜素、维生素、钙、铁、磷等成分，可清热解毒，利水祛湿，适合水痘患儿食用。

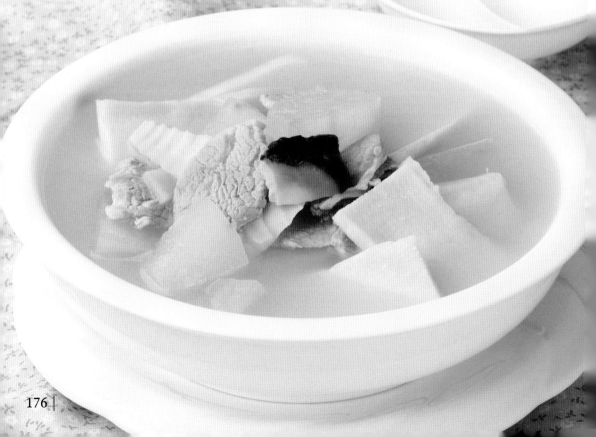

冰糖芦荟百合

口　　味：	甜
烹饪方法：	煮

/ 原料 /　芦荟90克，百合45克，枸杞适量

/ 调料 /　冰糖40克

/ 做法 /

1 芦荟去皮，切成丁，装在小碟中备用。**2** 砂锅中注水烧开，倒入芦荟丁，放入洗净的百合。**3** 盖上盖，大火煮沸转小火炖煮约20分钟至芦荟析出营养物质。**4** 揭盖，放入冰糖，再盖上盖，用小火煮约5分钟，至冰糖完全溶化。**5** 揭开盖，快速搅拌一会儿。**6** 关火后，盛出煮好的冰糖芦荟百合，撒上枸杞即可。

/ 营 / 养 / 功 / 效 /

芦荟中的芦荟多糖的免疫调节作用可以提高机体抗病能力，能加速水痘患儿的康复。

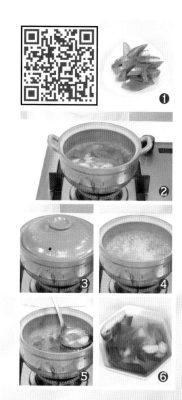

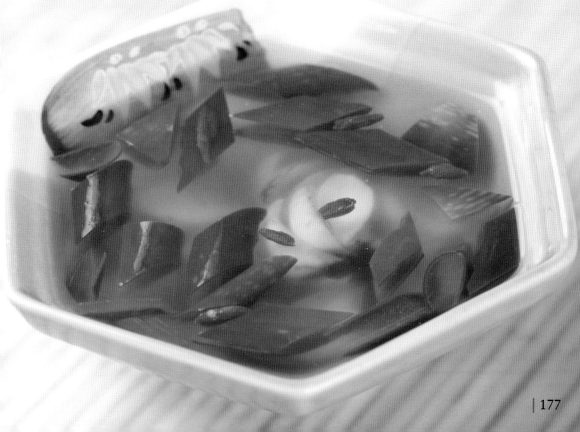

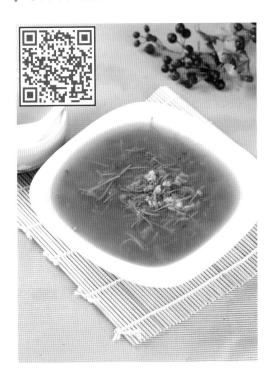

金银花绿豆汤

| 口　味：清淡 |
| 烹饪方法：煮 |

/ 原料 / 水发金银花70克，水发绿豆120克

/ 调料 / 盐少许

/ 做法 /

■ 砂锅中注入适量清水烧开，倒入泡好的绿豆、金银花。■ 轻轻搅拌几下，使食材混合均匀，盖上盖，煮沸后用小火炖煮约30分钟至食材熟透。■ 揭开盖，加入少许盐调味，搅拌匀，续煮一小会儿至汤汁入味。■ 关火后，盛出煮好的金银花绿豆汤，装入碗中即成。

营/养/功/效

金 银花性寒、味甘，含有鞣质、木犀草素等营养成分，与绿豆同煮能清热解毒、疏散风热，适合水痘患儿食用。

薏米赤小豆豆浆

| 口　味：甜 |
| 烹饪方法：榨 |

/ 原料 / 水发薏米50克，红豆55克

/ 调料 / 白糖适量

/ 做法 /

■ 将已浸泡4小时的薏米倒入碗中，再放入已浸泡6小时的赤小豆。■ 加入适量清水，用手搓洗干净，将洗好的食材倒入滤网，沥干水分。■ 把洗好的食材倒入豆浆机中，加入适量白糖，注水至水位线即可。■ 选择"五谷"程序，再选择"开始"键，开始打浆，约15分钟，即成豆浆。

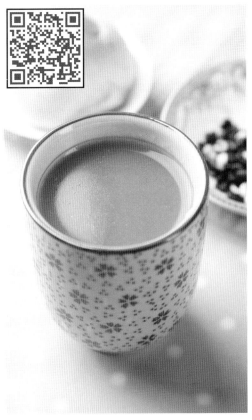

营/养/功/效

薏 米赤小豆豆浆含有B族维生素、蛋白质、钙、磷、镁、钾等营养成分，具有健脾利湿、清热解毒等功效，适合水痘患儿食用。

芦荟圆白菜汁

| 口　味：清淡 |
| 烹饪方法：榨 |

/ 原料 / 圆白菜150克，芦荟30克，苹果15克

/ 做法 /

❶洗净的苹果切开，去核，切小块。❷摘洗好的圆白菜切成小块待用。❸洗净的芦荟切片，切成小块。❹取榨汁机，倒入圆白菜、苹果、芦荟，注入适量的清水。❺盖上盖，选择"榨汁"功能榨汁即可。

/营/养/功/效/

芦荟含有芦荟多糖、芦荟素、芦荟皂苷等成分，具有护肤、清热解毒等功效，适合水痘患儿食用。

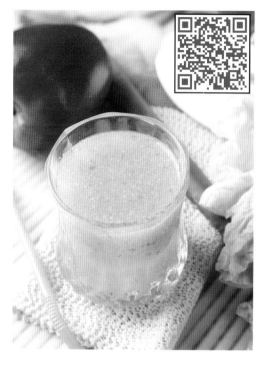

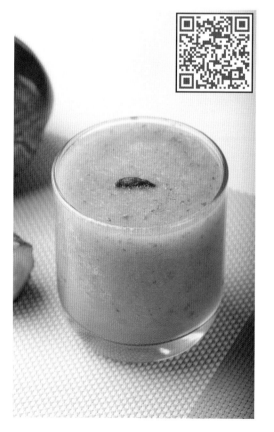

黄瓜苹果汁

| 口　　味：甜 |
| 烹饪方法：榨 |

/ 原料 / 黄瓜120克，苹果120克

/ 调料 / 蜂蜜15毫升

/ 做法 /

❶黄瓜切成丁，苹果肉切成小块，备用。❷取榨汁机，选择搅拌刀座组合，倒入黄瓜、苹果、适量矿泉水。❸盖上盖，选择"榨汁"功能，榨取果蔬汁。❹揭盖，加入蜂蜜，盖上盖，榨汁即可。

/营/养/功/效/

黄瓜苹果汁富含维生素C，能起到抗菌消炎、提高免疫力的作用，有助于皮肤的恢复，适合水痘患儿食用。

过敏

小儿皮肤过敏是一种变态反应，由于小儿接触过敏原，促使机体产生相应的抗体，引发过敏反应，表现为红斑、丘疹、风团等临床体征，常伴瘙痒。过敏产生后，小儿会反复抓挠、哭闹，严重的还会造成食欲不振，进而影响精神状态。

【症·状·表·现】

1.皮肤瘙痒： 瘙痒是最主要的症状，伴有程度不一的刺痛感、针刺感、烧灼感、紧绷感。

2.皮肤红肿： 局部充血、红肿，出现淡血斑。

3.其他表现： 有的还会出现荨麻疹、眼肿、湿疹、红斑、鳞状皮肤等症状，严重者出现红斑后，还会发生水泡、糜烂、丘疹、痛疼感等。

【饮·食·指·导】

1.清淡饮食： 避免吃油腻、辛辣、生冷食物，减少调味料的使用。

2.多食蔬菜水果： 多吃蔬菜水果，补充维生素。

3.忌吃发物： 如海鲜、羊肉等。

4.避免食物过敏： 找出过敏原，避免摄入过敏食物。

5.添加辅食注意事项： 注意添加低过敏性食物，且从单一少量开始，如果没有过敏反应的话，再慢慢添加。

【预·防·护·理】

1.找到过敏原： 尽快找到过敏原，避免再接触，以防过敏更严重。

2.母乳喂养： 母乳中含有多种免疫球蛋白及抗体，能有效防止过敏。

3.避免皮肤刺激： 用温水洗脸洗澡；选用酸碱适中、无刺激的香皂和护肤品；避免接触香水、杀虫剂等刺激性物质。

4.室内环境： 保持清洁，经常通风，勤换小儿衣服、床单被罩。

5.增加运动： 增加户外运动，增强小儿体质。

6.勤剪指甲： 给小儿常常修剪指甲，以免因为痒而抓破皮肤引起感染。

娃娃菜煲

口　味：清淡
烹饪方法：煮

/ 原料 / 豆腐140克，娃娃菜120克，水发粉丝80克，高汤200毫升，姜末、蒜末、葱丝各少许

/ 调料 / 盐、鸡粉、料酒、食用油各适量

/ 做法 /

1 豆腐、娃娃菜切小块；粉丝切段。2 锅中注水烧开，加盐，放入娃娃菜煮半分钟至断生捞出。3 倒入豆腐搅匀，煮1分30秒捞出。4 用油起锅，用少许姜末、蒜末爆香；放入娃娃菜炒匀；淋入适量料酒炒香；注入高汤，放入豆腐、盐、鸡粉拌煮；放入粉丝，用大火煮至变软。5 取砂煲盛入食材，旺火炖煮至熟透，撒上少许葱丝。

/ 营 / 养 / 功 / 效 /

娃 娃菜煲含有多种人体必需的氨基酸和维生素，可提高免疫力，适合过敏患儿食用。

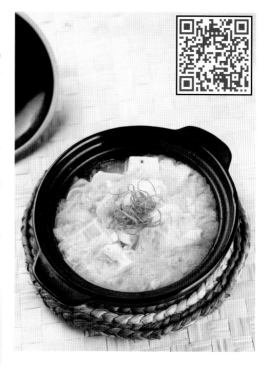

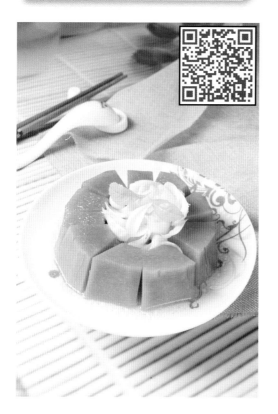

百合蒸南瓜

口　　味：鲜
烹饪方法：煮

/ 原料 / 南瓜200克，百合70克

/ 调料 / 水淀粉4毫升，食用油适量，冰糖30克，白糖适量

/ 做法 /

1 南瓜去皮，切成块，整齐摆入盘中，在南瓜上摆上冰糖、百合。2 蒸锅注水烧开，放入南瓜盘，盖上盖，大火蒸25分钟至熟软，取出。3 另取一锅，倒入白糖，加入水淀粉勾芡，淋入适量食用油，调成芡汁，浇在南瓜上即可。

/ 营 / 养 / 功 / 效 /

南 瓜中的南瓜多糖是一种非特异性免疫增强剂，能提高机体免疫功能，促进细胞因子生成，过敏的小儿食之尤为适宜。

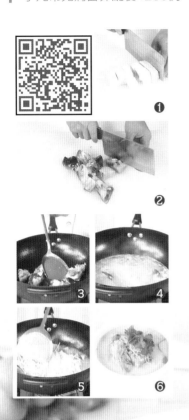

① ② ③ ④ ⑤ ⑥

金针菇豆腐炖鱼头

口　味：鲜
烹饪方法：煮

/ 原料 / 鱼头半个，豆腐200克，金针菇80克，姜片、香菜各少许

/ 调料 / 盐、鸡粉各2克，胡椒粉1克，料酒10毫升，食用油适量

/ 做法 /

1洗好的豆腐切开，再切小块。2洗净的鱼头斩小块备用。3用油起锅，放入鱼头，煎出焦香味。4放入少许姜片，淋入料酒，加入适量清水，煮至沸。5倒入豆腐、金针菇拌匀，炖约10分钟至食材熟透。6加入盐、鸡粉、胡椒粉拌匀；关火后盛入碗中，点缀上少许香菜。

/营/养/功/效/

金针菇豆腐炖鱼头富含优质蛋白和维生素，营养丰富，能提高机体免疫力，防治小儿过敏。

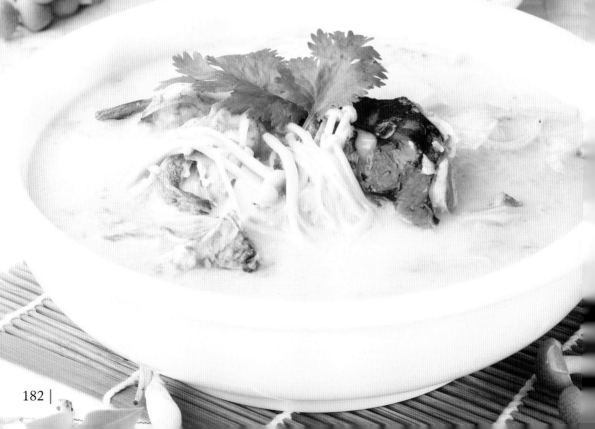

雪梨莲藕汁

| 口　　味：甜 |
| 烹饪方法：榨 |

/ 原料 / 雪梨100克，莲藕100克

/ 调料 / 蜂蜜10毫升

/ 做法 /

1 莲藕去皮切成小块；雪梨果肉切成丁，备用。2 取榨汁机，选择搅拌刀座组合，放入切好的材料，注入适量矿泉水，盖上盖。3 选择"榨汁"功能，搅拌一会儿，至材料榨出汁水。4 揭开盖，放入蜂蜜，盖好盖，选择"榨汁"功能，至蜂蜜溶入汁水中。5 倒出榨好的雪梨莲藕汁，装入杯中即成。

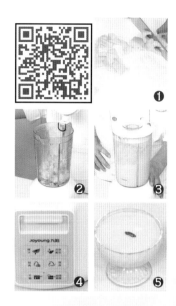

/营/养/功/效/

莲藕含有植物蛋白质、维生素、铁、钙，有补益气血、增强免疫力的功效，适合防治小儿过敏。

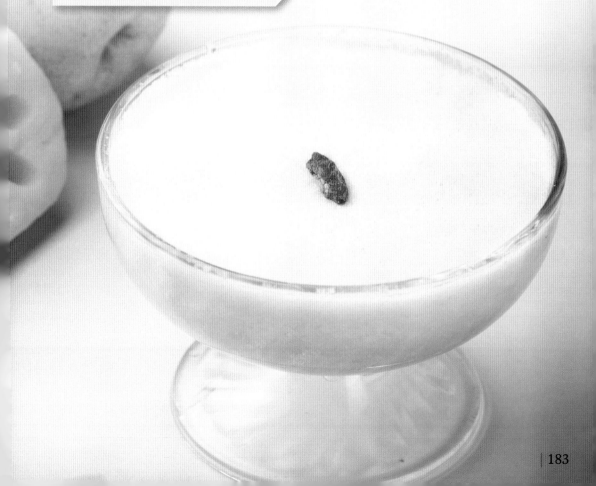

Part

6

小儿泌尿系统疾病应该这样调理

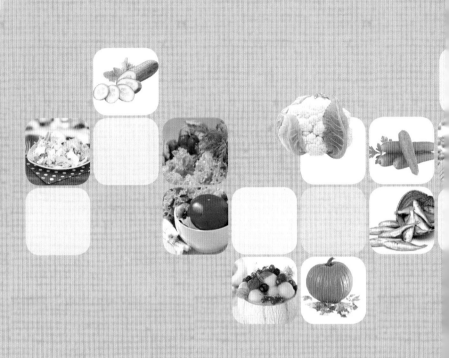

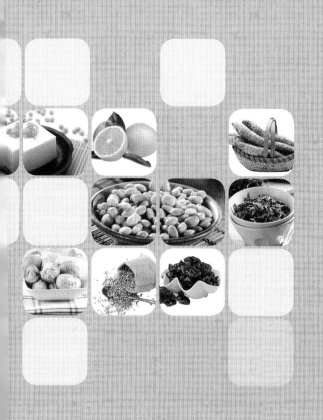

女婴的尿道短，而且外口暴露又接近肛门，故容易受细菌感染；男婴尿道虽长，但常有包茎，故尿垢积聚时也易引起上行性细菌感染。加上小儿的肾脏功能还没有发育完善，不能有效地排出过多的水分和溶质，不合理的饮食容易诱发疾病。所以，家长照料小儿时一定要清洁到位，并合理安排饮食。

小儿遗尿

【病·症·介·绍】

小儿遗尿又称"尿床"，是指小儿在睡眠时不自主的排尿行为，以男孩多见。2岁以内的小儿在夜晚无法控制而尿床，这是正常的，但3岁以上还出现这种现象，就属于"遗尿症"，需要进行适当的治疗，否则将会影响孩子的身心健康。

【症·状·表·现】

1.睡眠过沉、尿多：宝宝晚上尿特别多，且睡得特别香，睡眠时间内没有醒觉，尤其是白天过度活动、兴奋后遗尿次数增多，甚至可能每晚遗尿2~3次。

2.伴有其他不良症状：宝宝可能伴有尿急、排尿困难、尿流细、夜惊、梦游、多动或其他行为障碍等症状。

【饮·食·指·导】

1.补虚：由肾与膀胱气虚、肺脾两虚而引起遗尿症的患儿应多食用温补固涩、补脾益气的食物，如糯米、鸡内金、山药、黑芝麻、桂圆、莲子、韭菜等。

2.清热：由于肝经郁热、湿热下注内迫膀胱而引起遗尿的患儿宜食用清热利湿的食物，如银耳、绿豆、赤豆、鸭肉、粳米、薏米、山药、莲子、豆腐等。

【预·防·护·理】

1.帮小儿建立科学的作息习惯：晚饭最好少吃流食，饮食宜偏淡偏干些，睡前先排尿；避免过度疲劳及精神紧张，最好能坚持睡午觉，以免夜间睡得太熟，且临睡前不要过度兴奋。

2.保持睡眠环境舒适：被褥要干净、暖和，尿湿后要及时更换，否则潮湿的被褥会使孩子更容易尿床。

3.积极配合治疗：最好带小儿到医院进行相应的治疗，治疗一开始，父母要配合在孩子经常尿床的时间的前半小时唤醒小儿起床排尿。

炒蛋白

口　味：鲜
烹饪方法：炒

/ 原料 / 鸡蛋2个，火腿30克，虾米25克

/ 调料 / 盐少许，水淀粉4毫升，料酒2毫升，
食用油适量

/ 做法 /

1 火腿切成粒；洗净的虾米剁碎。**2** 鸡蛋打开，取蛋清，放入少许盐、水淀粉，用筷子打散。**3** 用油起锅，倒入虾米、火腿炒匀，淋入料酒炒香，倒入蛋清炒匀即可。

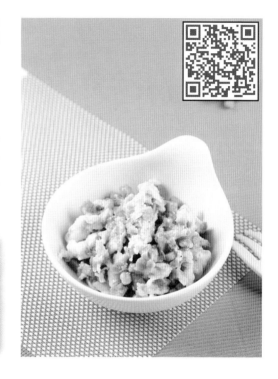

/营/养/功/效/

鸡蛋富含蛋白质、卵磷脂、核黄素、尼克酸、钙、磷、铁等营养物质，对神经系统和身体发育有很大的作用，很适合小儿遗尿者食用。

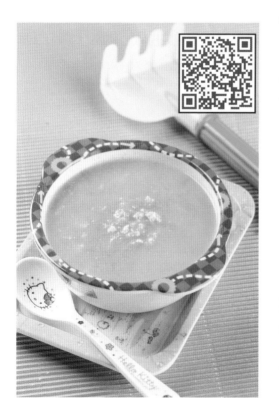

鸡肉南瓜泥

口　味：鲜
烹饪方法：煮

/ 原料 / 鸡胸肉65克，南瓜120克

/ 调料 / 盐少许

/ 做法 /

1 把去皮、洗净的南瓜切成片；洗净的鸡胸肉剁成肉泥。**2** 将南瓜装入盘中，放入烧开的蒸锅中，盖上盖，用中火蒸10分钟至熟。**3** 揭盖，将南瓜取出，倒入碗中，压碎，压烂。**4** 汤锅中注水烧开，倒入南瓜泥、鸡肉泥搅拌均匀，加入少许盐调味。

/营/养/功/效/

本品中鸡肉具有滋阴补虚、补肾壮阳、益精固涩的作用，适合面色萎黄、反应迟钝的肾气不足型遗尿患儿食用。

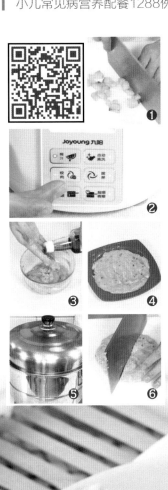

鱼肉蒸糕

口　味：鲜
烹饪方法：蒸

/ 原料 / 草鱼肉170克，洋葱30克，蛋清少许

/ 调料 / 盐、鸡粉各2克，生粉6克，黑芝麻油
　　　适量

/ 做法 /

1 去皮、洗净的洋葱切段；洗好的草鱼肉去皮、切丁。**2** 取榨汁机，倒入鱼肉丁、洋葱、少许蛋清、盐，搅成鱼肉泥，取出装碗。**3** 顺一个方向将鱼肉泥搅至起浆，放入盐、鸡粉、生粉、黑芝麻油搅匀。**4** 取盘子，抹上黑芝麻油，装入鱼肉泥，抹平，加入黑芝麻油抹匀，制成饼坯。**5** 把饼坯放入烧开的蒸锅中，用大火蒸7分钟。**6** 把鱼肉蒸糕取出，切块装盘。

/营/养/功/效/

本 品含有优质蛋白、铁、钙、磷、镁和其他人体必需的微量元素，适合小儿遗尿患儿食用。

红薯栗子饭

| 口　味：清淡 |
| 烹饪方法：煮 |

/ 原料 / 红薯200克，胡萝卜120克，板栗肉15克，稀饭230克，黑芝麻粉35克

/ 调料 / 芝麻油适量

/ 做法 /

1 锅中注水烧开，放入板栗肉，煮至断生，捞出放凉。**2** 洗净的胡萝卜切成细丝；洗好去皮的红薯切成细丝；放凉的板栗肉切细丝。**3** 砂锅置于火上，倒入适量芝麻油、板栗肉、胡萝卜、红薯炒香。**4** 加入清水煮沸，放入稀饭同煮，倒入黑芝麻粉拌匀煮沸。

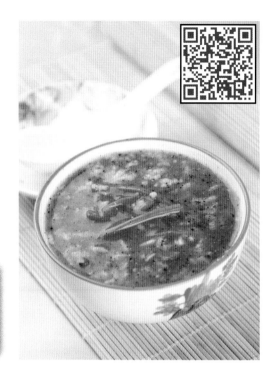

/营/养/功/效/

本品含有脂肪、蛋白质、糖类、维生素和卵磷脂，可以补充小儿遗尿患者所需的营养素。

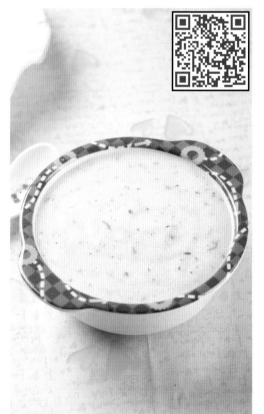

山药杏仁糊

| 口　味：清淡 |
| 烹饪方法：煮 |

/ 原料 / 山药180克，小米饭170克，杏仁30克

/ 调料 / 白醋少许

/ 做法 /

1 将山药去皮、切成丁，倒入沸水锅中，加入少许白醋拌匀，煮至熟透，捞出。**2** 取榨汁机，倒入山药、小米饭、杏仁、清水，盖上盖子，榨成糊，倒出。**3** 把山药杏仁糊倒入汤锅中，持续搅拌匀，用小火煮约1分钟。

/营/养/功/效/

本品有补肾涩精、生津养胃的作用，可用于尿频、头晕耳鸣等症，适合肾虚型遗尿患儿食用。

急性肾炎

【病·症·介·绍】

急性肾炎一般指急性肾小球肾炎，常由上呼吸道的细菌或病毒感染所致，但肾炎的发病是由于病原体侵入人体后，引起体内产生一系列自身免疫反应，造成肾脏损伤而致病，并不是细菌或病毒直接损伤肾脏而发生炎症。

【症·状·表·现】

1.水肿：水肿是最早出现的症状，由颜面、眼睑开始，渐渐遍及全身。单纯性肾病多高度浮肿，指压皮肤呈凹陷性，重者累及浆膜腔，出现胸水、腹水等症状。

2.精神不振：患儿倦怠乏力，精神萎靡，食欲减退，唇淡苔白，反应淡漠。

3.出现血尿、少尿：病早期患儿尿量会显著减少，大部分患儿的血尿是肉眼可见的，呈鲜红色，似洗肉水样或似浓茶色。但也有少部分患儿有肉眼不可见的血尿。

【饮·食·指·导】

1.低蛋白、低磷饮食：低蛋白和低磷饮食可以降低肾小球内高压、高灌注和高滤过状态，延缓肾小球的硬化和肾功能的减退。

2.补充维生素和铁：急性肾炎患者常伴有贫血症，食用一些含铁质丰富的食物有利于缓解贫血状态。另外，患者的维生素摄入量也会下降，应适当补充。

3.限制盐的摄入量：对伴有明显水肿、高血压症状的患者，要谨慎摄入钠盐，否则容易加重病症，具体可遵医嘱酌情用量。

【预·防·护·理】

1.防治疾病：预防上呼吸道感染和皮肤感染，当小儿患有扁桃体炎、猩红热等疾病时，应尽早治愈；当小儿出现水肿或者血尿时，更要及时将小儿带到医院诊治。

2.防寒保暖、积极锻炼：注意气候变化，以免小儿着凉生病，积极鼓励并带动小儿参加各种运动，增强体质。

彩蔬蒸蛋

| 口　　味: 鲜 |
| 烹饪方法: 蒸 |

/ 原料 / 鸡蛋2个，玉米粒45克，豌豆25克，
胡萝卜30克，香菇15克

/ 调料 / 盐、鸡粉各3克，食用油少许

/ 做法 /

1 洗净的香菇、胡萝卜均切丁。2 沸水加入盐、食用油，放入胡萝卜、香菇、玉米粒、豌豆，煮至食材断生，捞出备用。3 取大碗，打入鸡蛋，加入盐、鸡粉、清水，混合均匀，倒入蒸盘中。4 将焯过水的材料装碗，加入盐、鸡粉、食用油拌匀。5 蒸锅上火烧开，放入蒸盘，蒸5分钟，将拌好的材料铺在蛋液上，再蒸至食材熟透即可。

/营/养/功/效/

本品富含优质蛋白、维生素和矿物质，有助于增强机体免疫力，适合小儿肾炎患者食用。

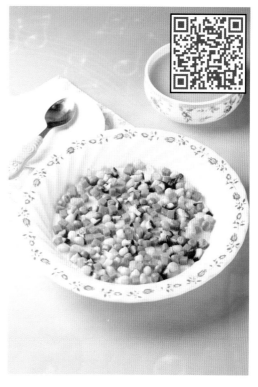

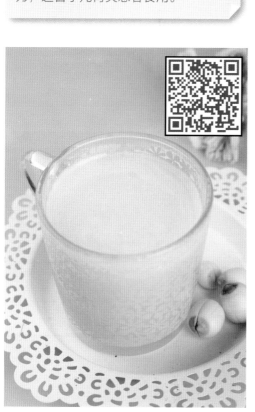

山药莲子米浆

| 口　　味: 清淡 |
| 烹饪方法: 榨 |

/ 原料 / 水发大米160克，山药80克，水发莲子55克

/ 调料 / 白糖10克

/ 做法 /

1 洗净、去皮的山药切成小块，装盘备用。2 取豆浆机，倒入山药、莲子、大米、清水、白糖。3 盖上豆浆机机头，选择"五谷"程序，再选择"开始"键，开始打浆，待豆浆机运转约15分钟，即成米浆。

/营/养/功/效/

本品含有的一种多糖蛋白——黏液蛋白，具有健脾益肾、补精益气的作用，适合肝肾阴虚型的肾炎患儿食用。

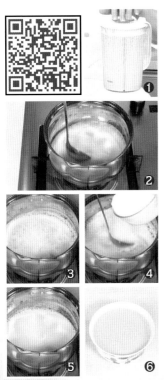

玉米浓汤

口　味：	鲜
烹饪方法：	煮

/ 原料 / 玉米粒100克，配方牛奶150毫升

/ 调料 / 盐少许

/ 做法 /

1取榨汁机，倒入洗净的玉米粒、清水，盖上盖，制成玉米汁，倒出待用。**2**汤锅上火烧热，倒入玉米汁，慢慢搅拌几下。**3**用小火煮至汁液沸腾。**4**倒入配方牛奶，拌匀，续煮片刻至沸。**5**再加入少许盐，拌匀调味。**6**盛出煮好的玉米浓汤，装入小碗即成。

/营/养/功/效/

本品富含营养物质，能满足患儿所需的营养，可提高抵抗力，适合急性肾炎患儿食用。

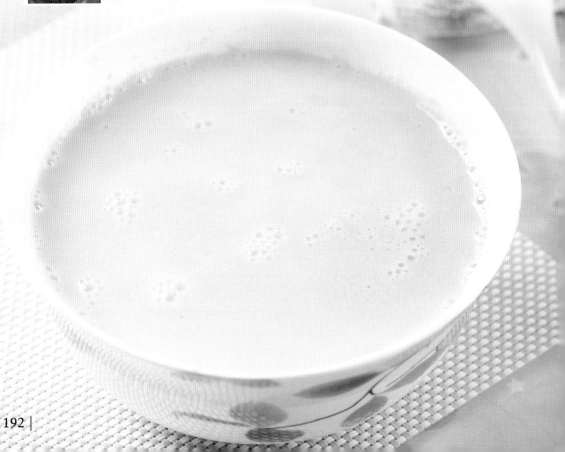

香菇大米粥

口　味：清淡
烹饪方法：煮

/ 原料 / 水发大米120克，香菇30克

/ 调料 / 盐、食用油各适量

/ 做法 /

1洗好的香菇切成粒。**2**砂锅中注水烧开，倒入洗净的大米拌匀，盖上锅盖，煮至大米熟软。**3**揭开锅盖，倒入香菇粒拌匀，煮至断生。**4**加入适量盐、食用油拌至食材入味。

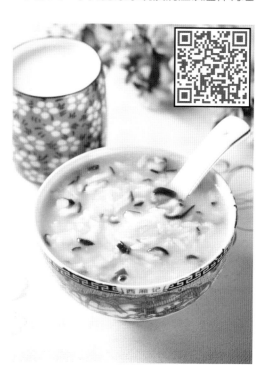

/营/养/功/效/

本品富含B族维生素及钾、钙等元素，对肾虚、尿频等急性肾炎的症状有良好的缓解功效。

牛奶面包粥

口　味：清淡
烹饪方法：煮

/营/养/功/效/

本品营养丰富，易消化，有助于提高机体免疫力，适合急性肾炎患儿恢复期食用。

/ 原料 / 面包55克，牛奶120毫升

/ 做法 /

1面包切细条形，再切成丁，备用。**2**砂锅中注入适量清水烧开，倒入备好的牛奶。**3**煮沸后倒入面包丁，搅拌匀，煮至变软。

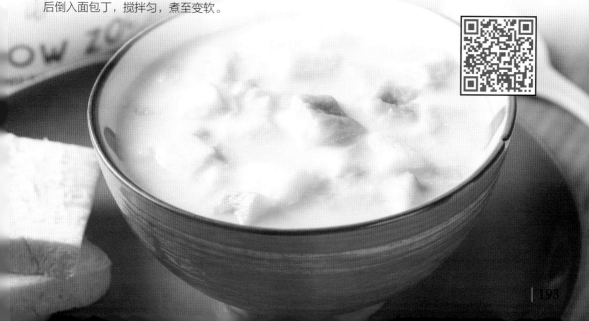

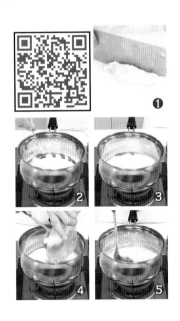

香蕉牛奶糊

| 口　味： | 甜 |
| 烹饪方法： | 煮 |

/ 原料 / 香蕉1根，牛奶100毫升

/ 调料 / 白糖少许

/ 做法 /

1香蕉去皮，将果肉压碎，剁成泥状，装入碗中。**2**汤锅中注入清水，加入牛奶、少许白糖，用锅勺搅拌一会儿。**3**用小火煮1分30秒至白糖溶化。**4**倒入香蕉泥，用锅勺拌匀，煮至沸腾。**5**起锅，将做好的香蕉牛奶糊盛入碗中即可。

/营/养/功/效/

本品含有的丰富优质蛋白，在人体健康中起着重要作用，小儿肾炎患者饮用可以补充营养，满足机体需要。

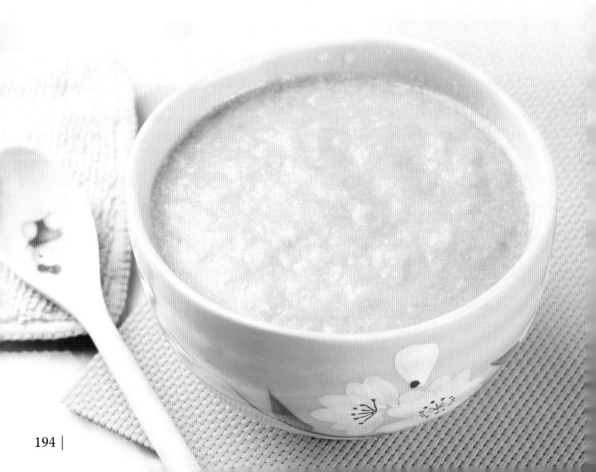

橘汁米糊

| 口　味：清淡 |
| 烹饪方法：煮 |

/ 原料 / 米碎85克，橘子肉55克

/ 做法 /

1将橘子肉切开，再切成小丁块，备用。**2**锅中注水烧开，倒入米碎、橘子肉，搅拌均匀。**3**盖上锅盖，用中火煮约30分钟至食材熟软。**4**揭开锅盖，持续搅拌片刻。

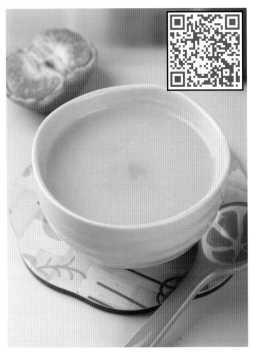

/营/养/功/效/

本品含有果胶、B族维生素、维生素C、柠檬酸、钙、磷等营养成分，具有增强免疫力、开胃消食、缓解疲劳等作用，有利于急性肾炎患儿的恢复。

芹菜苹果汁

| 口　味：甜 |
| 烹饪方法：榨 |

/ 原料 / 苹果100克，芹菜90克

/ 调料 / 白糖7克

/ 做法 /

1洗净的芹菜切粒状；洗净的苹果去核，把果肉切小块。**2**取榨汁机，选择搅拌刀座组合，倒入切好的食材、矿泉水，盖上盖，通电后选择"榨汁"功能，榨出果汁。**3**揭开盖，加入白糖。**4**盖好盖，再次选择"榨汁"功能，搅拌一会儿，至白糖溶化。

/营/养/功/效/

本品富含各种维生素和矿物质，营养价值高，能滋阴润燥，增强免疫力，对小儿急性肾炎患者有所帮助。

泌尿系统感染

【病·症·介·绍】

泌尿系统感染又称尿路感染，是由病原体直接侵犯尿路黏膜或组织而引起的炎性损伤，分上尿路和下尿路感染。上尿路感染指肾盂肾炎，下尿路感染指膀胱炎和尿道炎。婴幼儿上尿路感染的发病率最高，反复感染可形成肾瘢痕，严重者可致继发性高血压甚至慢性肾功能衰竭。

【症·状·表·现】

1.肾盂肾炎： 主要表现为全身感染中毒症状，常有38.5℃以上的发热，可有惊厥或寒战，同时还有全身不适、神疲、呕吐、恶心、轻泻等症状。

2.膀胱炎： 多发于年长女孩，有尿频、尿急、排尿困难、排尿不尽、下腹不适、耻骨上区疼痛、尿失禁等症状，有时伴有尿恶臭、外阴部湿疹等。

【饮·食·指·导】

1.宜吃清热利湿的食物： 尿路感染主要是因为膀胱气化不利而产生湿热，或有瘀血阻滞，所以应该多吃清热利湿的食物，如冬瓜、薏米、茯苓等。

2.宜吃抗炎杀菌的食物： 尿路感染是受细菌侵害而导致的损伤，多吃些富含维生素C的食物如柠檬，犹如摄入天然的抗生素，可起到抗炎杀菌的作用。

3.宜吃容易消化的食物： 小儿的消化能力本来就有待加强，患病的小儿肠胃更是虚弱，需要摄入容易消化并且可以增强体质的食物，如牛奶、稀粥等。

4.让小儿多喝水： 患儿多喝水或其他健康饮料，可使尿量增多，有利于冲洗尿道，减少细菌生长繁殖，并可促进细菌、毒素排出。

【预·防·护·理】

1.注意用品清洁： 将小儿的洗刷用品与大人的分开，并经常消毒。

2.多喝水： 让小儿多饮水多排尿，以促进有害物质及病菌尽早排出。

3.保持卫生： 多留意小儿会阴的卫生，大小便后要及时清洗干净，勤洗勤换尿裤、尿布，而且不要给泌尿系统感染的小儿穿开裆裤。

莲藕丸子

口　味：清淡
烹饪方法：蒸

/ 原料 / 莲藕90克

/ 调料 / 盐少许，鸡粉2克，生粉、白醋各适量

/ 做法 /

1洗净、去皮的莲藕切成丁，放入碗中，加入清水、适量白醋拌匀，静置10分钟。**2**取榨汁机，倒入莲藕丁，盖上盖，搅拌至其成细粉，倒出，装碗。**3**加入少许盐、鸡粉、适量生粉，拌至莲藕粉起浆，揉搓成数个大小一致的丸子，装入蒸盘。**4**蒸锅上火烧开，放入蒸盘，用中火蒸8分钟至熟即可。

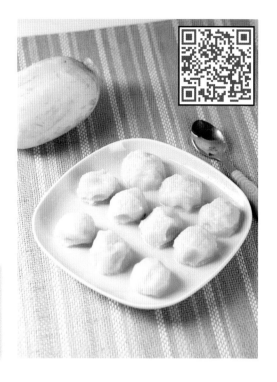

/ 营 / 养 / 功 / 效 /

莲藕含有淀粉、蛋白质、氧化酶等营养成分，具有健脾开胃、益血补心、止渴生津等功效。

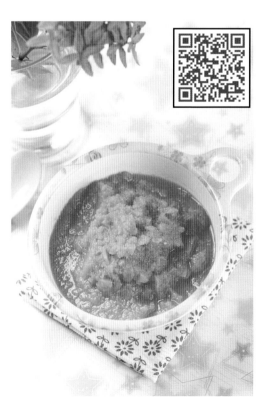

胡萝卜泥

口　味：清淡
烹饪方法：蒸

/ 原料 / 胡萝卜130克

/ 做法 /

1去皮、洗净的胡萝卜切成片，装入蒸盘。**2**蒸锅上火烧开，放入蒸盘，用中火蒸15分钟至食材熟软，取出待用。**3**取榨汁机，选择搅拌刀座组合，放入胡萝卜，盖上盖，通电后选择"搅拌"功能搅拌即成。

/ 营 / 养 / 功 / 效 /

胡萝卜营养丰富，含有丰富的B族维生素，有增强体质和提高人体抗病能力的作用。此外，胡萝卜还含有大量的维生素A，对促进幼儿的生长发育也大有裨益。

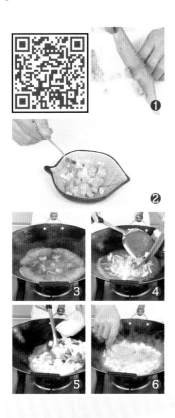

白玉金银汤

| 口　味：鲜 |
| 烹饪方法：煮 |

/ 原料 / 豆腐120克，西蓝花35克，鸡蛋1个，鲜香菇30克，鸡胸肉75克

/ 调料 / 盐3克，鸡粉2克，水淀粉、食用油各适量

/ 做法 /

1 香菇切丝；西蓝花切小朵；豆腐切块；鸡胸肉切丁；鸡蛋打入碗中。**2** 鸡肉丁装碗，用盐、鸡粉、水淀粉、食用油腌至入味。**3** 西蓝花焯水，煮至其断生后捞出；豆腐焯水，煮片刻捞出。**4** 起油锅，倒入香菇炒至其变软，加入清水、盐、鸡粉、鸡肉丁、豆腐块，拌匀。**5** 煮至汤汁沸腾，放入西蓝花、水淀粉。**6** 倒入鸡蛋液，煮至食材熟透即可。

/营/养/功/效/

本 品可以补充人体所需的营养物质，提高免疫力，适合泌尿系统感染患儿食用。

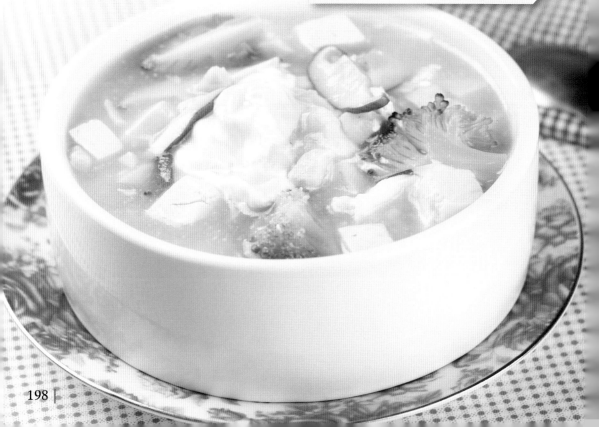

西蓝花浓汤

口　味：清淡
烹饪方法：拌

/ 原料 / 土豆90克，西蓝花55克，面包45克，奶酪40克

/ 调料 / 盐少许，食用油适量

/ 做法 /

1 西蓝花焯水，煮1分钟，捞出装盘。**2** 面包切丁；去皮、洗净的土豆切丁；西蓝花切碎；奶酪压扁，制成奶酪泥。**3** 炒锅中注油烧热，倒入面包，炸至微黄色捞出。**4** 锅底留油，倒入土豆、清水，煮至土豆熟软，加少许盐调味，盛出土豆装碗；加入西蓝花、奶酪泥，混合均匀。**5** 取榨汁机，倒入碗中的食材，搅拌一会，制成浓汤。**6** 把西蓝花浓汤装入碗中，再撒上面包即可。

/营/养/功/效/

本 品富含维生素C、B族维生素和钙，能补充患儿所需的营养物质，适合泌尿系统感染患儿食用。

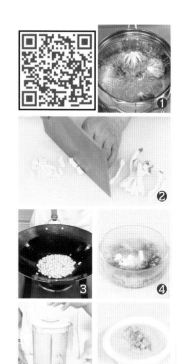

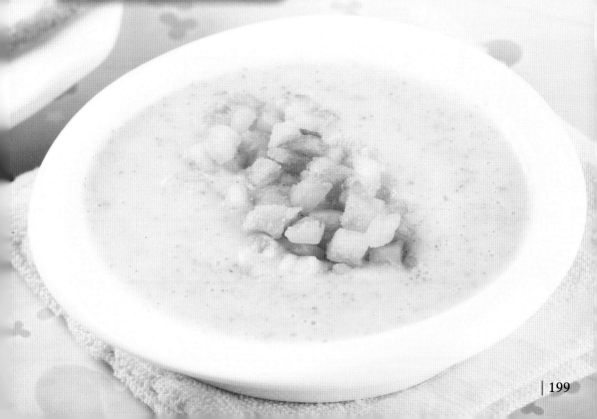

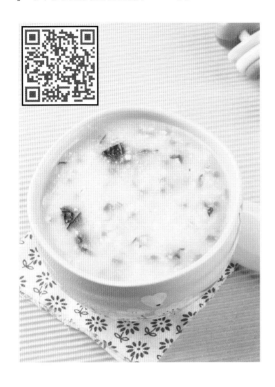

豌豆鸡肉稀饭

口　味：鲜
烹饪方法：煮

/ 原料 / 豌豆25克，鸡胸肉50克，菠菜60克，
胡萝卜45克，软饭180克

/ 调料 / 盐2克

/ 做法 /

1 汤锅中注水烧开，放入鸡胸肉、豌豆、洗净的菠菜，煮至熟，捞出食材，装盘。**2** 菠菜剁成末；豌豆剁碎，放入木臼中捣碎。**3** 鸡胸肉剁成末；胡萝卜切成粒。**4** 汤锅中注水烧开，倒入软饭煮至软烂。**5** 倒入胡萝卜煮至熟，倒入鸡胸肉、豌豆末、菠菜、盐煮至食材入味。

/营/养/功/效/

本品具有清热解毒、补益虚损、提高免疫力等作用，适合泌尿系统感染患儿食用。

胡萝卜米糊

口　味：清淡
烹饪方法：煮

/ 原料 / 去皮胡萝卜150克，水发大米300克，
绿豆150克，去芯莲子10克

/ 做法 /

1 洗净的胡萝卜切成小块。**2** 取豆浆机，倒入洗净的莲子、胡萝卜、大米、绿豆、清水，至水位线即可。**3** 盖上豆浆机机头，按"选择"键，选择"快速豆浆"选项，再按"启动"键开始运转。**4** 待豆浆机运转约20分钟，即成胡萝卜米糊，倒入碗中，放凉即可。

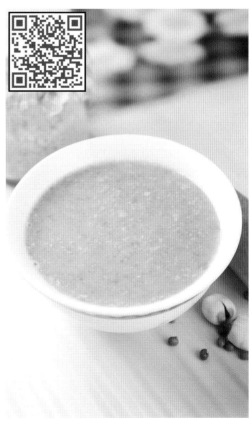

/营/养/功/效/

本品含有胡萝卜素、蔗糖、维生素C、维生素E、钙、铁、锌等营养成分，具有增强免疫力的作用，适合泌尿系统感染患儿食用。

苹果椰奶汁

| 口　味：清淡 |
| 烹饪方法：榨 |

/ 原料 / 苹果70克，牛奶300毫升，椰奶200毫升

/ 做法 /

1洗净、去皮的苹果切开，去除果核，切成小块，备用。**2**取榨汁机，选择搅拌刀座组合，倒入苹果，加入牛奶、椰奶。**3**盖上盖，选择"榨汁"功能，榨取汁水。

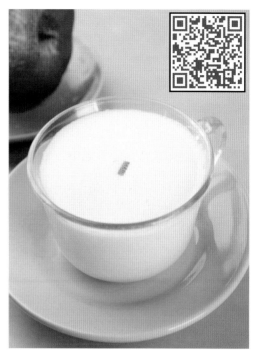

/营/养/功/效/

本品富含维生素C，有清热解毒、提高免疫力、促进泌尿系统感染恢复的效果，适合患儿饮用。

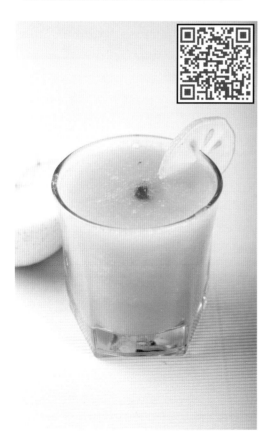

美味雪梨柠檬汁

| 口　味：甜 |
| 烹饪方法：榨 |

/ 原料 / 雪梨200克，柠檬70克

/ 调料 / 蜂蜜15克

/ 做法 /

1洗净的雪梨去核，切小块；柠檬洗净，切块。**2**取榨汁机，把切好的水果放入搅拌杯中，加入矿泉水，盖上盖子。**3**选择"榨汁"功能，充分搅拌，榨出果汁。**4**揭盖，加入蜂蜜，盖上盖子搅拌即成。

/营/养/功/效/

本品含有苹果酸、柠檬酸、B族维生素、维生素C、胡萝卜素等，具有生津润燥、清热利尿的作用，适合泌尿系统感染患儿饮用。

其他小儿常见病应该这样调理

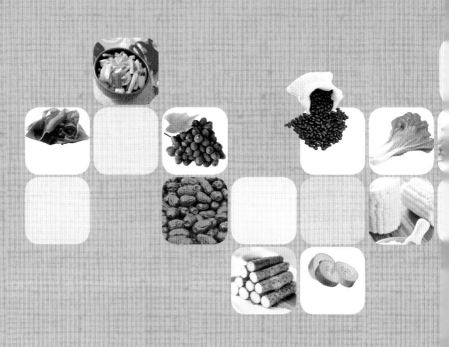

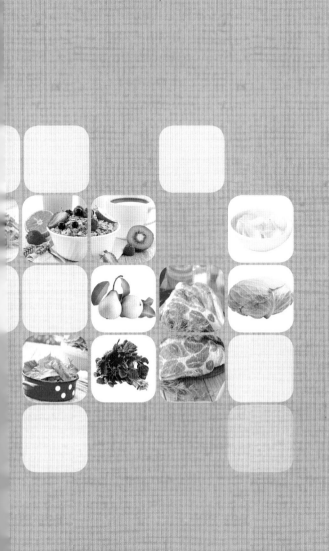

小儿虽然生长发育旺盛，但抗病能力低下，容易受到伤害。

在小儿的成长过程中防治疾病非常关键，除了前文介绍的几大系统疾病，还有其他影响孩子健康的疾病不可忽视。本章节将介绍多种其他常见的小儿疾病知识，并针对相应的疾病精心安排食谱，为父母提供专业的膳食指导，帮助小儿健康地成长。

流涎

流涎又称小儿流涎，是幼儿常见疾病之一，以流口水较多为特征，常发于1岁左右的婴儿，尤其在断奶前后高发。小儿流涎的病因复杂多样，一般分为生理性与病理性两种。生理性流涎一般是由于1岁以内的婴幼儿因口腔容积小，唾液分泌量大，加之出牙对牙龈的刺激而引起；而病理性流涎在中医学上被认为是脾胃虚弱或脾胃湿热引起的病症。

【症·状·表·现】

1.生理性症状：1岁内的小儿口中的唾液不自觉地从口内流溢出，常常打湿衣襟，但小儿的健康与发育并没有出现异常，其流涎情况过一段时间便会自然地消失。

2.病理性症状：脾气虚弱导致的小儿流涎表现为流涎清稀、面色萎黄、肌肉消瘦、饮食减少、大便稀薄等；由脾胃湿热导致的小儿流涎表现为小便黄赤、舌红等。

【饮·食·指·导】

1.体热上火型：多吃清热养胃、泻火利脾的食物，如绿豆汤等。

2.体虚型：多吃健脾温中、暖肾的食物，如虾、海参等。

3.所有幼儿：尽量避免食用刺激性的食物，如辣椒、姜、蒜等。

【预·防·护·理】

1.注意护理好幼儿口腔周围的皮肤：幼儿口水流得多时，要让宝宝的脸部、颈部保持干爽，每天至少用清水清洗两遍并涂上一些婴儿护肤品，避免幼儿患上湿疹、小红丘疹。

2.用柔软的手帕或纸巾擦拭口水：注意不要用粗糙的手帕或者毛巾在宝宝的嘴边反复摩擦，这样容易使宝宝的皮肤受到损伤。

3.减轻萌牙的不适：生理性流涎的幼儿在萌牙时期会有齿龈发痒、胀痛的情况，从而导致口水增多，这时可以给幼儿使用软硬适度的口咬胶，6个月以上的幼儿可以吃点饼干、水果，有助于减轻幼儿萌牙的不适，并刺激乳牙长出，从而减少流涎情况。

4.注意观察、检查：注意观察幼儿的表现，尤其幼儿拒绝食时要检查其口腔是否正常、有无溃疡。

三色肝末

/ 原料 / 猪肝100克，胡萝卜60克，西红柿45克，洋葱30克，菠菜35克

/ 调料 / 盐、食用油各少许

/ 做法 /

1 洗好的洋葱剁碎；洗净、去皮的胡萝卜切成粒；洗好的西红柿剁碎；洗净的菠菜切碎；处理好的猪肝剁碎。**2** 锅中注水烧开，加入少许食用油、盐、胡萝卜、洋葱、西红柿拌匀。**3** 放入猪肝拌煮至其熟透，撒上菠菜，搅匀，用大火略煮至熟。

/营/养/功/效/

本品含有蛋白质、维生素、铁、锌等营养物质，均是机体生长所需，可缓解小儿流涎。

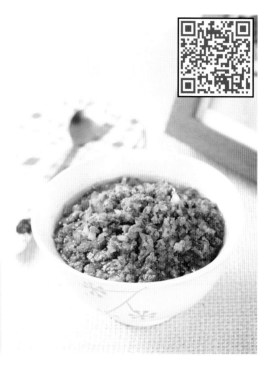

菠菜拌鱼肉

/ 原料 / 菠菜70克，草鱼肉80克

/ 调料 / 盐少许，食用油适量

/ 做法 /

1 汤锅中注水烧开，放入菠菜，煮至熟，捞出装盘。**2** 将装有草鱼肉的盘子放入烧开的蒸锅中，盖上盖，用大火蒸10分钟至熟，取出。**3** 菠菜切碎；鱼肉压烂，剁碎。**4** 用油起锅，倒入草鱼肉、菠菜炒出香味，加盐调味即可。

/营/养/功/效/

本品富含蛋白质、脂肪、钙、磷、铁、B族维生素、烟酸等成分，可以补充小儿流涎患者所需要的营养物质。

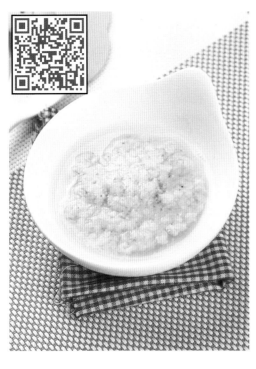

原味虾泥

口　味：鲜
烹饪方法：煮

/ 原料 / 虾仁60克

/ 调料 / 盐少许

/ 做法 /

1 用牙签挑去虾仁的虾线，虾仁拍烂，剁成虾泥。2 装入碗中，放入少许盐、清水拌匀，装入另一个碗中。3 把虾泥放入烧开的蒸锅内。4 盖上盖，大火蒸5分钟至熟，取出即可。

/营/养/功/效/

本品味道鲜美、营养丰富，含有较多的磷、铁、钙等微量元素，可以满足人体对钙质的需要，适合牙齿萌发期的流涎患儿食用。

清爽豆腐汤

口　味：清淡
烹饪方法：煮

/ 原料 / 豆腐260克，小白菜65克

/ 调料 / 盐2克，芝麻油适量

/ 做法 /

1 洗净的小白菜切除根部，再切成丁；洗好的豆腐切成小丁块。2 锅中注水烧开，倒入豆腐、小白菜，搅拌匀。3 盖上盖，烧开后用小火煮约15分钟至食材熟软。4 揭开盖，加入盐、适量芝麻油调味。

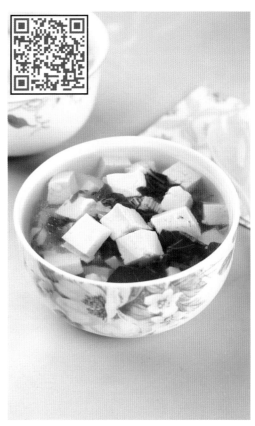

/营/养/功/效/

本品含有蛋白质、维生素B$_1$、叶酸、矿物质等营养成分，有补中益气的作用，适合流涎患儿食用。

果汁白菜

| 口　　味：酸 |
| 烹饪方法：煮 |

/ 原料 / 橘子90克，大白菜100克，胡萝卜70克，香菜少许

/ 做法 /

1 洗净的胡萝卜切成粒；洗好的大白菜切成粒；洗净的香菜切段；橘子掰成瓣。**2** 取榨汁机，选搅拌刀座组合，倒入准备好的材料，加入清水。**3** 盖上盖子，选择"搅拌"功能，榨成蔬果汁。**4** 把榨好的蔬果汁倒入碗中，再倒入汤锅中。**5** 用小火煮约1分钟，烧开，搅拌均匀，盛出装碗即可。

/营/养/功/效/

本品富含维生素C、维生素E，有通利肠胃、清热解毒的作用，适合流涎患儿食用。

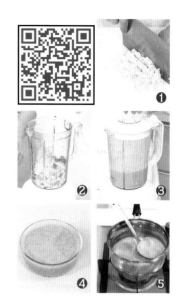

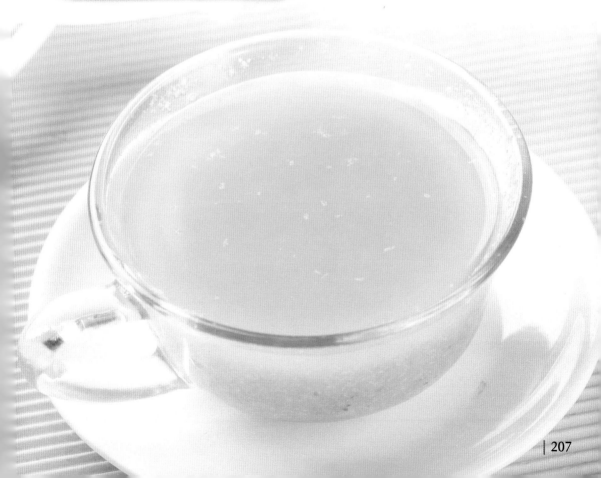

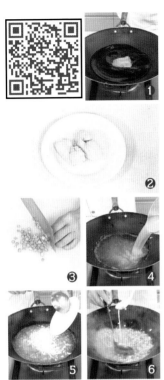

鸡肉包菜汤

口　　味：鲜
烹饪方法：煮

/ 原料 / 鸡胸肉150克，包菜60克，胡萝卜75克，高汤1000毫升，豌豆40克

/ 调料 / 水淀粉适量

/ 做法 /

1 锅中注水烧热，放入鸡胸肉，用中火煮10分钟。**2** 捞出鸡胸肉沥干放凉。**3** 鸡胸肉切成粒；洗好的豌豆切碎；洗净的胡萝卜切粒；洗净的包菜切碎。**4** 锅中注水烧开，倒入高汤、鸡胸肉拌匀，用大火煮至沸。**5** 倒入豌豆、胡萝卜、包菜拌匀，中火煮5分钟。**6** 倒入适量水淀粉，拌至汤汁浓稠，盛出汤碗即可。

/营/养/功/效/

本 品含有优质蛋白、维生素C、维生素B₆、叶酸等营养成分，可补中益气，适合流涎患儿食用。

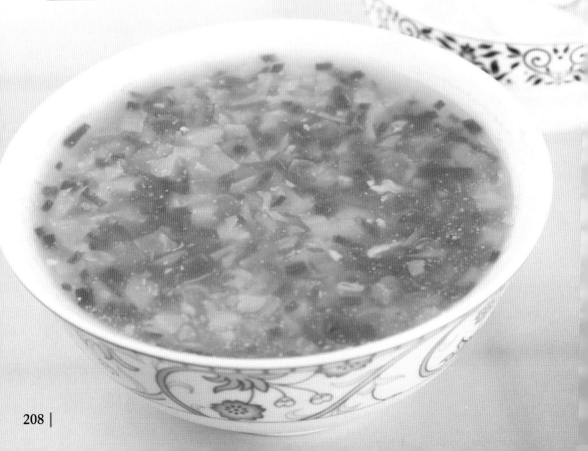

西瓜西红柿汁

| 口　味：甜 |
| 烹饪方法：榨 |

/ 原料 / 西红柿120克，西瓜300克

/ 做法 /

1洗好的西红柿去蒂，对半切开，切小块。**2**取榨汁机，选择搅拌刀座组合，倒入西红柿。**3**加入西瓜、矿泉水。**4**盖上盖，选择"搅拌"功能，榨取西瓜西红柿汁，倒入杯中。

/营/养/功/效/

本品含有丰富的维生素、矿物质、番茄红素，有助于提高宝宝免疫力，增强抗病能力，防治小儿流涎。

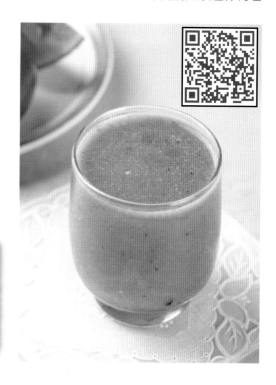

黄瓜雪梨汁

| 口　味：甜 |
| 烹饪方法：榨 |

/ 原料 / 黄瓜120克，雪梨130克

/ 做法 /

1洗好的雪梨去核，去皮，切小块；洗净的黄瓜切成丁。**2**取榨汁机，选择"搅拌"刀座组合，将雪梨、黄瓜倒入搅拌杯中，加入矿泉水。**3**盖上盖，选择"榨汁"功能，榨取果汁即可。

/营/养/功/效/

本品能清热解毒、降火生津且富含维生素和矿物质，饮之可以清热健脾、润肺养胃、增强宝宝的免疫力，尤其适合内热上火的流涎患儿饮用。

小儿多汗

小儿汗腺分泌过多称为多汗症，多汗症分生理性多汗与病理性多汗。生理性多汗是指小儿由于天气炎热、室温高、穿衣盖被过多、吃热食、大量运动等外在因素引起的；病理性多汗是指由疾病原因引起的出汗，即使小儿在安静状态或睡眠时，也会出较多的汗。

【症·状·表·现】

1.睡前多汗： 由于环境温度过高、衣被过厚、剧烈运动等外在原因而引起的多汗，以及在婴幼儿刚入睡时，头颈部出汗，熟睡后出汗减少，这些情况父母都不必担心。

2.入睡多汗： 幼儿安静时或晚上入睡后出汗较多，可弄湿枕头、衣服，这很可能是由于疾病所致，父母应及时将孩子带到医院，查找原因。

【饮·食·指·导】

1.要及时补水： 小儿出汗过多的时候最好喂些淡盐水，避免其缺水而导致虚脱。

2.合理喂养： 妈妈要尽量给小儿进行母乳喂养，注意给小儿补充钙、维生素D。

3.宜吃益气养阴的食物： 此类食物有利于调养元气，提高小儿身体素质，对口渴、汗多、食欲不振等症状有一定的调理作用。常见的此类食物有：莲子、山药、百合、小麦、红枣、核桃等。

【预·防·护·理】

1.注意观察出汗情况： 及时给出汗的小儿擦干身体，更换潮湿的衣物，并仔细观察有没有其他并发症状，以免延误病情。

2.注意衣着及盖被： 天气炎热的时候宜给小儿穿上透气性好的棉料衣服，裤子、上衣都不要少，睡觉时宜用薄被盖好头部以下的身体。天气寒凉的时候注意不要给小儿加太多衣服，也不要盖上几床的被子，以免小儿出汗过多又用自己的身体温度捂干湿衣服，反而着凉生病。

3.积极预防感冒： 注意小儿身体的冷暖情况，一旦发现小儿有感冒的症状，要积极应对。

4.做好小儿保健： 让小儿多接触日光，多进行户外活动，补足营养，使小儿的体质增强。

蒸肉豆腐

| 口　　味：鲜 |
| 烹饪方法：蒸 |

/ 原料 / 鸡胸肉120克，豆腐100克，鸡蛋
1个，葱末少许

/ 调料 / 盐2克，生抽2毫升，生粉2克，食用
油适量

/ 做法 /

1 洗净的豆腐剁成泥状；洗好的鸡胸肉切成丁；
鸡蛋打入碗中，调成蛋液。**2** 取榨汁机，倒入鸡
胸肉，绞成肉泥。**3** 把鸡肉泥倒入碗中，加入蛋
液、少许葱末、盐、生抽、生粉拌匀。**4** 将豆腐
泥装入碗中，加盐拌匀。**5** 取碗，抹上适量食用
油，倒入豆腐泥、鸡肉泥，抹平，放入烧开的蒸
锅中。**6** 用中火蒸10分钟至熟，取出即可。

/营/养/功/效/

本 品富含优质蛋白、钙、维生素
等成分，能补充小儿生长发育
所需的营养，可防治病理性多汗。

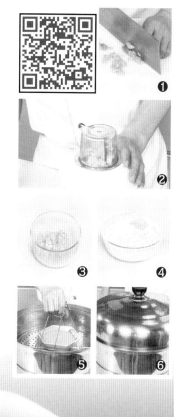

❶
❷
❸
❹
❺
❻

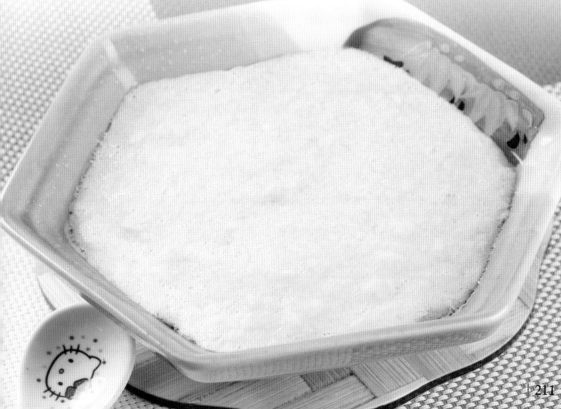

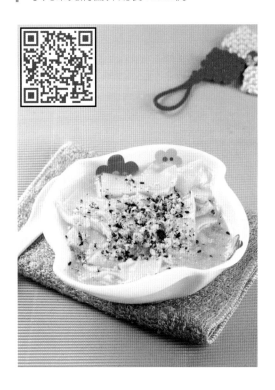

芝麻核桃面皮

口　味：清淡
烹饪方法：煮

/ 原料 / 黑芝麻5克，核桃20克，面皮100克，胡萝卜45克

/ 调料 / 盐2克，生抽、食用油各2毫升

/ 做法 /

1洗净的胡萝卜切成丝；面皮切成小片。2烧热炒锅，倒入核桃、黑芝麻炒香，盛出。3取榨汁机，倒入核桃、黑芝麻，磨成粉末，倒入盘中。4锅中加入清水、胡萝卜，煮至食材熟透，捞出胡萝卜，留汁待用。5放入盐、生抽、食用油、面皮拌匀，煮至面皮熟透，盛出装碗，撒上核桃黑芝麻粉即可。

/营/养/功/效/

本品富含蛋白质、铁、钙、磷、维生素等小儿生长发育必需的营养物质，适合多汗患儿食用。

蔬菜米汤

口　味：清淡
烹饪方法：煮

/ 原料 / 土豆100克，胡萝卜60克，水发大米90克

/ 做法 /

1去皮、洗净的土豆切成粒；洗好的胡萝卜切成粒。2汤锅中注水烧开，倒入大米、土豆、胡萝卜，拌匀。3盖上盖，用小火煮30分钟至食材熟透。4揭盖，把锅中材料盛在滤网中，滤出米汤，装碗即可。

/营/养/功/效/

本品富含维生素和水分，能有效补充小儿因出汗所流失的水分和维生素、增强小儿的抗病能力从而达到调理多汗症的食疗效果，适合多汗患儿食用。

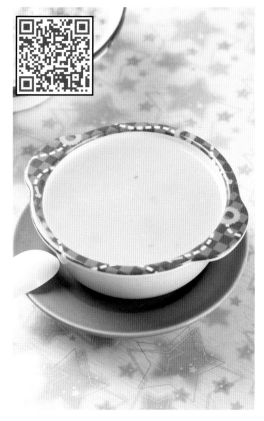

鲈鱼嫩豆腐粥

口　　味：鲜
烹饪方法：煮

/ 原料 / 鲜鲈鱼100克，豆腐90克，大白菜85克，大米60克

/ 调料 / 盐少许

/ 做法 /

1 洗好的豆腐切成小块；洗净的鲈鱼去除鱼骨，剔除鱼皮，留鱼肉备用；洗净的大白菜剁成末。**2** 取榨汁机，放入大米，磨成米碎备用。**3** 将鲈鱼肉放入烧开的蒸锅中，大火蒸至熟透，取出，剁成末，装碗待用。**4** 汤锅中加入清水、米碎，煮半分钟。**5** 调成中火，倒入鱼肉泥、大白菜末，拌煮至食材熟透。**6** 加少许盐，倒入豆腐搅碎，煮至熟透，盛出装碗。

/营/养/功/效/

本品富含优质蛋白、钙、维生素等物质，能补充小儿生长发育所需的营养，适合多汗患儿食用。

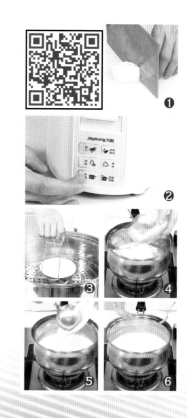

❶

❷

❸　❹

❺　❻

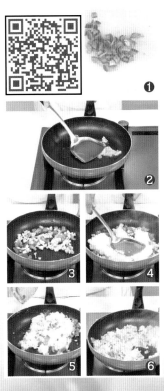

① ② ③ ④ ⑤ ⑥

什锦炒软饭

口　　味：鲜
烹饪方法：炒

/ 原料 / 西红柿60克，鲜香菇25克，肉末45克，软饭200克，葱花少许

/ 调料 / 盐少许，食用油适量

/ 做法 /

1 洗净的西红柿切成丁；洗净的香菇切成丁。

2 用油起锅，倒入备好的肉末，翻炒至转色。

3 再放入切好的西红柿、香菇，炒匀、炒香。

4 倒入备好的软饭，炒散、炒透。5 撒上少许葱花，炒出葱香味。6 再调入少许盐，炒匀调味，盛出装碗即成。

/营/养/功/效/

本品含多种维生素、矿物质，可促进人体新陈代谢，提高人体机能，防治因佝偻病而产生的多汗。

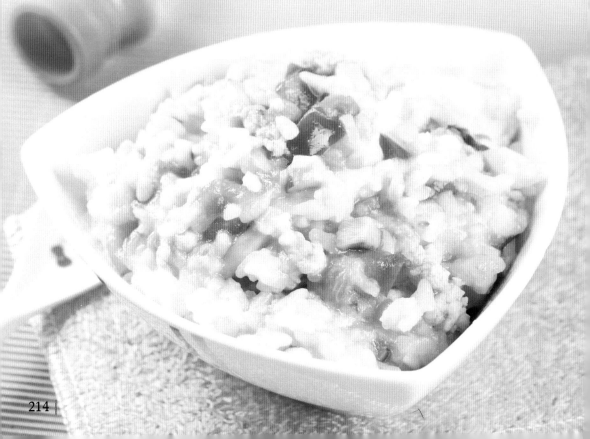

鸡蛋玉米羹

| 口　　味：鲜 |
| 烹饪方法：煮 |

/ 原料 / 玉米粉100克，黄油30克，鸡蛋液50克

/ 调料 / 水淀粉适量

/ 做法 /

1砂锅中注水烧开，倒入黄油拌匀，煮至黄油溶化。**2**放入玉米粉，拌匀，烧开后用小火煮约15分钟至食材熟软。**3**揭开盖，加入适量水淀粉勾芡，倒入鸡蛋液拌匀，煮至蛋花成形。

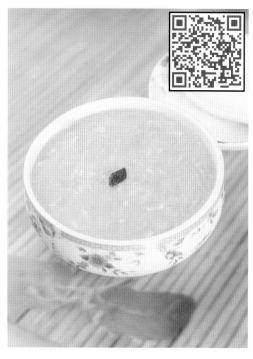

/ 营 / 养 / 功 / 效 /

本品含有优质蛋白、卵磷脂、亚油酸等营养成分，具有开胃、除湿等作用，适合多汗患儿食用。

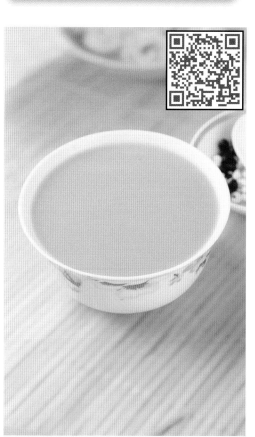

薏米黑豆浆

| 口　　味：淡 |
| 烹饪方法：煮 |

/ 原料 / 水发薏米、水发黑豆各50克

/ 调料 / 白糖8克

/ 做法 /

1把泡好的黑豆放入豆浆机中，倒入泡好的薏米，放入白糖、清水，至水位线即可。**2**盖上豆浆机机头，选择"五谷"程序，再选择"开始"键，开始打浆。**3**待豆浆机运转约20分钟，即成豆浆。**4**将豆浆机断电，取下机头，把煮好的薏米黑豆浆倒入滤网。**5**用汤匙轻轻搅拌，滤取豆浆倒入杯中，用汤匙撇去浮沫。

/ 营 / 养 / 功 / 效 /

本品具有补益肾气、固精敛汗的作用，对因肾气不足而导致的多汗，具有良好的作用。

中耳炎

由于小儿的咽管道宽大平直且比较短，肌肉与上皮正常的生理功能还未完善，所以细菌以及病毒很容易经咽管道到咽鼓管进入中耳腔而引发中耳炎，如果不及时处理，中耳炎可导致小儿听力、语言终身障碍。

【症·状·表·现】

1.发热： 始发症状是发热，体温可能达38℃～40℃。

2.肠胃不适： 可能会伴随乏力、食欲减退等症状，出现恶心、呕吐或腹泻等症。

3.耳痛： 临床常表现为耳区胀痛、耳内闷胀感或堵塞感，小儿在进食、咳嗽时耳痛加剧，伴有听力下降及耳鸣，有时头位变动可改善听觉。

4.流脓： 一旦鼓膜穿孔，可见脓液从耳中流出，此时肿胀的症状反而减轻。

5.反应迟钝： 分泌性中耳炎不会流脓，但会有大量液体存留于中耳部位，或将导致小儿暂时性的听力障碍，从而出现反应迟钝的症状。

【饮·食·指·导】

1.食用易消化的食物： 饮食要清淡且有营养、容易消化，多吃些新鲜的蔬菜和水果，多喝水。

2.多吃清热下火的食物： 适当给小儿吃一些清热降火的食物，如绿豆汤，有利于减轻炎症造成的发热、胀痛的症状。

【预·防·护·理】

1.预防呼吸道感染： 急性鼻炎、鼻窦炎、感冒等疾病都是诱发中耳炎的因素，所以要保证小儿睡眠充足、合理活动并且做好防寒保暖措施，让小儿少生病。

2.正确擤鼻涕： 要教会小儿正确擤鼻涕，即先擤一边鼻孔再擤另一边，不要两边一起擤，以免鼻涕经咽鼓管进入中耳腔。

3.注意保护耳朵： 要让小儿的耳朵保持清洁及干燥，给小儿掏耳朵时，动作要轻柔，避免损伤耳朵内的皮肤。

奶油豆腐

口　味：清淡
烹饪方法：炒

/ 原料 / 奶油30克，豆腐200克，胡萝卜、葱花各少许

/ 调料 / 盐少许，食用油适量

/ 做法 /

1 洗净的胡萝卜切成粒；洗好的豆腐切成小块。**2** 锅中注水烧开，倒入豆腐、少许胡萝卜，煮至食材八成熟，捞出沥干，装盘备用。**3** 另起锅，注油烧热，倒入煮好的食材、奶油炒匀。**4** 调入少许盐，炒匀，并用锅铲稍稍按压豆腐，使其散碎。**5** 把炒好的食材盛出，装入碗中，撒上少许葱花即可。

/营/养/功/效/

本 品蛋白质含量高，易于消化，能提高机体免疫力，适合中耳炎患儿食用。

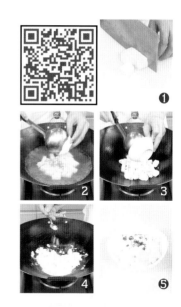

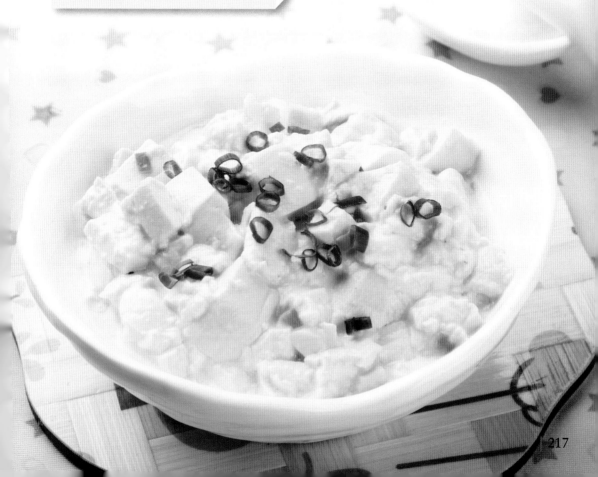

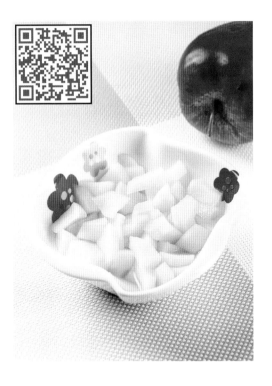

蒸苹果

口　　味：甜
烹饪方法：蒸

/ 原料 / 苹果1个

/ 做法 /

1 洗净的苹果对半切开，削去外皮，切瓣，去核，切成丁。**2** 把苹果丁装入碗中。**3** 将装有苹果的碗放入烧开的蒸锅中。**4** 盖上盖，用中火蒸10分钟。**5** 揭盖，将蒸好的苹果取出，冷却后即可食用。

/营/养/功/效/

本品富含维生素和矿物质，能提高机体免疫力，生津止渴，有利于炎症恢复，适合中耳炎患儿食用。

清淡米汤

口　　味：清淡
烹饪方法：煮

/ 原料 / 水发大米90克

/ 做法 /

1 砂锅中注水烧开，倒入洗净的大米，搅拌均匀。**2** 盖上盖，烧开后用小火煮20分钟，至米粒熟软。**3** 揭盖，搅拌均匀。

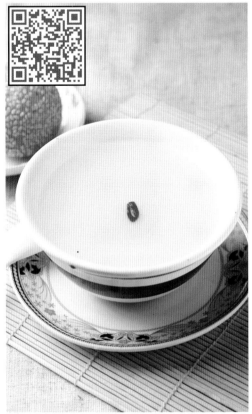

/营/养/功/效/

本品含有蛋白质、维生素、矿物质，用大米做汤，具有益气、润燥、助消化、增强免疫力等作用，适合中耳炎患儿食用。

土豆疙瘩汤

| 口　　味：鲜 |
| 烹饪方法：煮 |

/ 原料 / 土豆40克，南瓜45克，水发粉丝55
克，面粉80克，蛋黄、葱花各少许

/ 调料 / 盐2克，食用油适量

/ 做法 /

1去皮、洗净的土豆、南瓜均切细丝；洗好的粉丝切小段。**2**把粉丝装碗，倒入少许蛋黄、盐，搅散拌匀，撒上面粉，搅至起筋，制成面团。**3**煎锅中注油烧热，放入土豆、南瓜，炒至食材断生，装盘待用。**4**汤锅中注水烧开，把面团分成数个剂子，下入锅中，煮至剂子浮起。**5**再放入炒好的蔬菜，调入盐，续煮至食材入味。**6**盛汤装碗，撒上少许葱花即成。

/营/养/功/效/

本品富含蛋白质、磷、钙、维生素等营养成分，能增强抗病能力，适合中耳炎患儿食用。

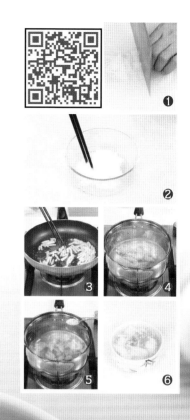

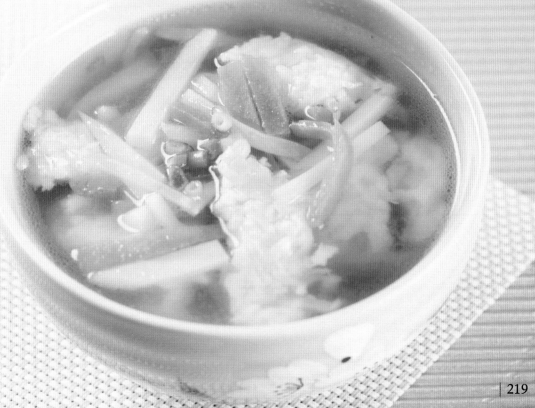

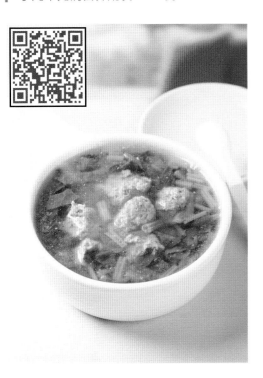

菠菜肉丸汤

口　　味：鲜
烹饪方法：煮

/ 原料 / 菠菜70克，肉末110克，姜末、葱花
　　　　各少许

/ 调料 / 盐2克，鸡粉3克，生抽2毫升，生粉
　　　　12克，食用油适量

/ 做法 /

1 洗净的菠菜切成段。2 肉末装碗，倒入少许
姜末、葱花、盐、鸡粉、生粉，拌至其起筋。
3 锅中注水烧开，将肉末搓成丸子，放入锅中
略煮，撇去浮沫。4 加入食用油、盐、鸡粉、
生抽，倒入菠菜煮至熟即可。

/ 营 / 养 / 功 / 效 /

本 品含有蛋白质、钙、磷、铁等
营养成分，可促进生长发育，
增强免疫力，适合中耳炎患儿食用。

/ 营 / 养 / 功 / 效 /

本 品含维生素，可以改善血液循
环，促进毒素排出体内，利于
炎症恢复，适合中耳炎患儿食用。

上海青燕麦粥

口　　味：鲜
烹饪方法：煮

/ 原料 / 上海青30克，燕麦片70克，鸡蛋
　　　　1个，高汤250毫升

/ 调料 / 盐2克

/ 做法 /

1 鸡蛋打入碗中，打散，调匀；洗净的上海青
切成粒。2 锅中注入高汤，倒入燕麦片拌匀，
用小火煮20分钟至燕麦片熟烂。3 倒入上海青
拌匀，加盐调味。4 倒入蛋液拌匀煮沸即可。

西红柿芹菜汁

口　　味：	清淡
烹饪方法：	榨汁

/ 原料 / 西红柿200克，芹菜200克

/ 做法 /

❶洗净的芹菜切成粒状。❷洗净的西红柿切开，再切成小块。❸取榨汁机，选择搅拌刀座组合，倒入切好的食材。❹注入少许矿泉水，盖上盖。❺通电后选择"榨汁"功能，榨一会儿，使食材榨出汁。❻断电后倒出榨好的西红柿芹菜汁，装入小碗中即成。

/营/养/功/效/

本品含有蛋白质、有机酸等营养成分，有清热解毒、抑制病变等作用，适合中耳炎患儿食用。

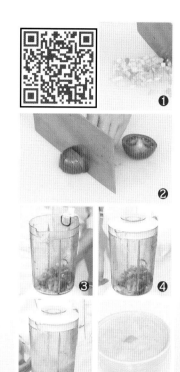

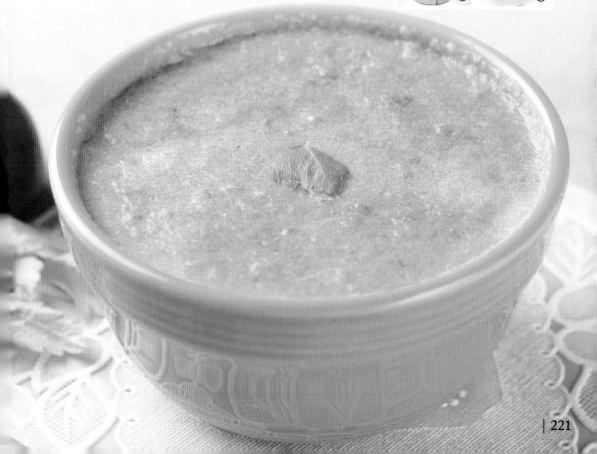

红眼病

【病·症·介·绍】

具有传染性和流行性的眼睛发红、结膜充血或出血、分泌物增多的急性细菌性或病毒性结膜炎俗称"红眼病"，引起该病的病原体有流行性感冒杆菌、葡萄球菌、肺炎双球菌、腺病毒、柯萨奇病毒等，传染性很强。

【症·状·表·现】

1.眼部不适： 出现眼痒、流泪、畏光、异物感、反复眼红、晨起眼部有黏稠样分泌物、打喷嚏等症状，以眼痒和异物感为主要症状，婴幼儿以揉眼和流泪为主要症状。

2.伴发症状： 可能会出现高热、咽痛，个别患儿眼角膜上还会出现细点状浑浊、耳前淋巴结肿大和压痛，极少数可能并发下肢瘫痪。

【饮·食·指·导】

1.清淡为主： 饮食要清淡、容易被消化，可多食蔬菜、水果等，保持大便通畅。

2.多吃清热消炎的食物： 多吃些具有清热解毒的食物，如绿豆、冬瓜、薏米等。

3.禁吃辛辣食品及发物： 辛辣食品及发物会助火伤阴，不利于疾病的早期康复。

【预·防·护·理】

1.注意个人卫生： 多教育小儿注意个人卫生，不用手揉眼睛，勤剪指甲，勤洗手。眼睛的分泌物多时，要用干净手帕或纱布拭之，在红眼病流行期间尽量不去公共场所。

2.避免传染： 患上红眼病的小儿使用过的洗漱用具要个人专用，并且经过煮沸消毒晒干后再用，并对小儿进行适当的隔离以免传染给他人。

3.慎用药物： 小儿红眼病刚起时，宜进行冷敷，有助于消肿退红，注意在炎症没有得到控制的时候，切勿擅自给小儿使用激素类眼药。

4.及时就医： 一旦小儿患上红眼病，尽量及时将小儿带到医院请医生诊治，对症下药。

5.细心护理： 小儿患上红眼病时，不能单纯依靠药物治疗，须细心进行护理。平时除了用干净的手帕或纸巾将小儿眼部分泌物拭去，还可以用生理盐水或3%的硼酸液给小儿洗眼或做眼浴，然后滴入眼药，有助于充分发挥其药效。

清蒸红薯

| 口　　味：甜 |
| 烹饪方法：蒸 |

/ 原料 / 红薯350克

/ 做法 /

1 洗净、去皮的红薯切滚刀块。**2** 装入蒸盘中，待用。**3** 蒸锅上火烧开，放入蒸盘。**4** 盖上盖，用中火蒸约15分钟，至红薯熟透。**5** 揭盖，取出蒸好的红薯。

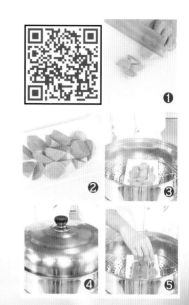

/营/养/功/效/

本品含有膳食纤维、胡萝卜素、维生素、钾、铁、铜、硒、钙等营养成分，具有润肠通便、增强免疫力等作用，适合红眼病患儿食用。

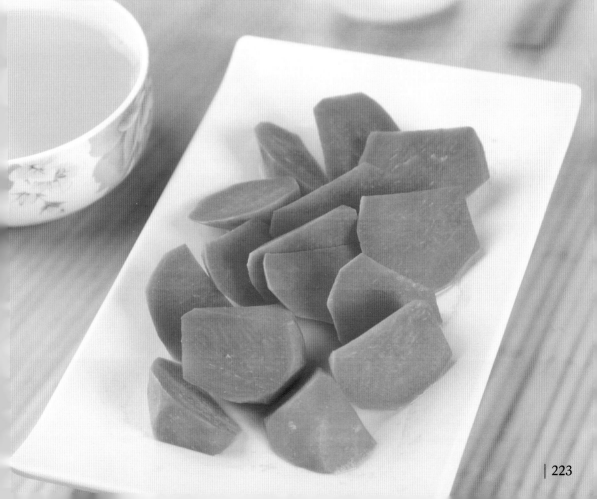

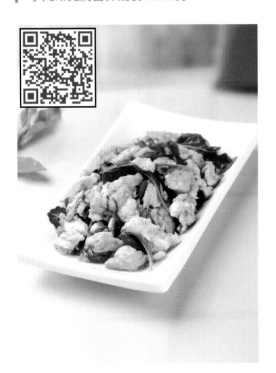

枸杞叶炒鸡蛋

口 味：鲜
烹饪方法：炒

/ 原料 / 枸杞叶70克，鸡蛋2个，熟枸杞10克

/ 调料 / 盐、鸡粉各2克，水淀粉4毫升，食用油适量

/ 做法 /

1鸡蛋打入碗中，放入盐、鸡粉，打散、调匀。**2**锅中注油烧热，倒入蛋液，炒至熟，盛出，待用。**3**锅底留油，倒入枸杞叶，炒至熟软，放入鸡蛋炒匀。**4**加入盐、鸡粉调味，淋入水淀粉炒匀，盛出装盘，撒上熟枸杞即可。

/营/养/功/效/

本品含有多种维生素、氨基酸等营养成分，可以排出毒素，加速炎症恢复，适合红眼病患儿食用。

三文鱼泥

口 味：鲜
烹饪方法：拌

/ 原料 / 三文鱼肉120克

/ 调料 / 盐少许

/ 做法 /

1蒸锅上火烧开，放入处理好的三文鱼肉，用中火蒸约15分钟至熟，取出，放凉待用。**2**取一个干净的大碗，放入三文鱼肉，压成泥状。**3**加入少许盐，搅拌均匀至其入味。**4**另取一个干净的小碗，盛入拌好的三文鱼泥即可。

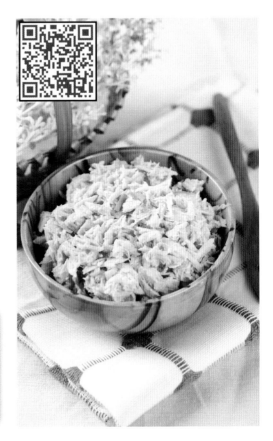

/营/养/功/效/

本品含有蛋白质、不饱和脂肪酸、维生素D等营养成分，能提高机体免疫力，促进炎症恢复，适合红眼病患儿食用。

枣泥小米粥

口　　味：甜
烹饪方法：煮

/ 原料 / 小米85克，红枣20克

/ 做法 /

1蒸锅上火烧沸，放入装有红枣的小盘子，用中火蒸至红枣变软。2取出红枣，放凉，将红枣切开，去核，剁成细末。3将红枣末倒入杵臼中，捣成红枣泥，盛出待用。4汤锅中注水烧开，倒入洗净的小米，煮至米粒熟透。5取下盖子，加入红枣泥拌匀，续煮片刻。

/营/养/功/效/

本品易于消化，有补中益气、增强免疫力的作用，有助于炎症恢复，适合红眼病患儿食用。

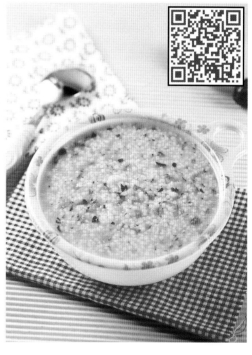

西红柿稀粥

口　　味：清淡
烹饪方法：煮

/ 原料 / 水发米碎100克，西红柿90克

/ 做法 /

1洗好的西红柿切成小块，去皮，去籽，装盘。2取榨汁机，倒入西红柿、温开水，榨取西红柿汁，倒入碗中。3砂锅中注水烧开，倒入米碎，拌匀，烧开后用小火煮约20分钟至熟。4倒入西红柿汁搅拌均匀，再用小火煮约5分钟。

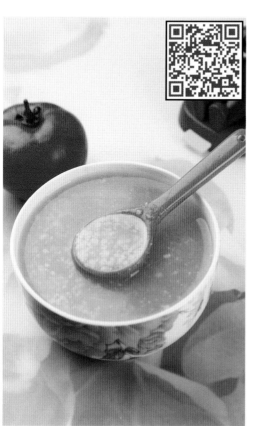

/营/养/功/效/

本品含有胡萝卜素、维生素、纤维素、苹果酸、柠檬酸、矿物质等营养成分，具有健脾开胃、清热解毒等作用，适合红眼病患儿食用。

鸡肉口蘑稀饭

| 口　　味：鲜 |
| 烹饪方法：煮 |

/ 原料 / 鸡胸肉90克，口蘑30克，上海青35克，奶油15克，米饭160克，鸡汤200毫升

/ 做法 /

1 原料洗净；口蘑切丁；上海青切去根部，再切丁；鸡胸肉切丁。**2** 砂锅置于火上，倒入奶油，炒至奶油溶化，倒入鸡胸肉，炒匀炒香。**3** 放入口蘑、鸡汤、米饭炒散。**4** 盖上盖，烧开后用小火煮20分钟。**5** 揭盖，放入上海青。**6** 拌匀，煮约3分钟至食材熟透，盛出即可。

/ 营 / 养 / 功 / 效 /

本 品含有蛋白质、粗纤维、钙、磷等营养成分，可抑制溃疡、增强免疫力，适合红眼病患儿食用。

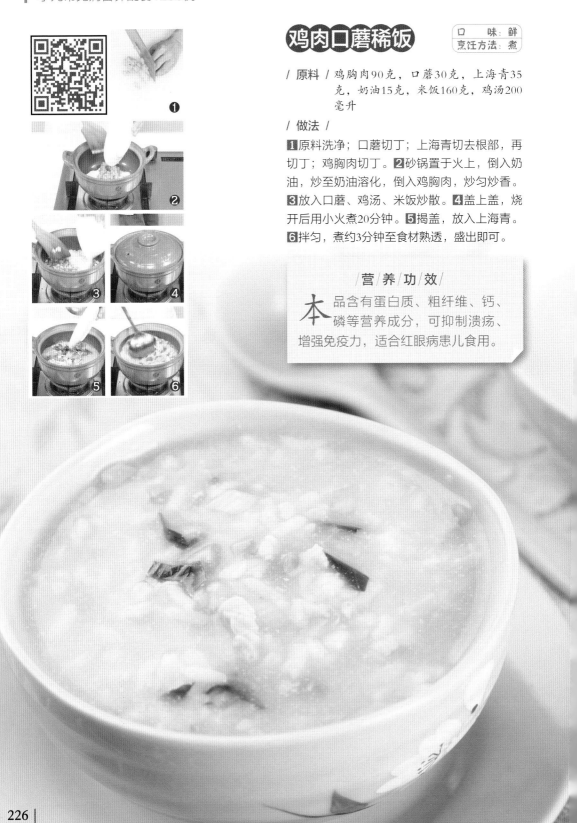

菊花枸杞豆浆

| 口　　味：清淡 |
| 烹饪方法：煮 |

/ 原料 / 水发黄豆100克，菊花、枸杞各少许

/ 做法 /

1 将已浸泡8小时的黄豆放入碗中，注入清水，搓洗干净，倒入滤网中，沥干待用。2 取豆浆机，倒入黄豆、少许菊花、枸杞，注入清水至水位线即可。3 盖上豆浆机机头，选择"五谷"程序，选择"开始"键，打出豆浆。4 断电后取下豆浆机机头，将打好的菊花枸杞豆浆倒入滤网，滤取豆浆倒入碗中。

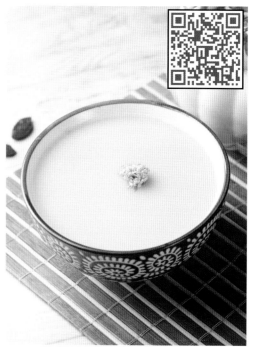

/营/养/功/效/

本品含有挥发油、菊苷、腺嘌呤、氨基酸、黄酮类化合物等营养成分，具有清肝泻火、提高免疫力等功效，有利于红眼病的恢复。

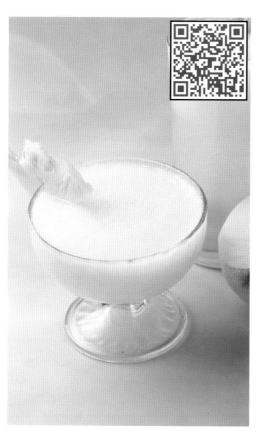

雪梨菠萝汁

| 口　　味：甜 |
| 烹饪方法：榨 |

/ 原料 / 雪梨200克，菠萝180克

/ 做法 /

1 洗净的雪梨去皮，去核，切成小块；洗净、去皮的菠萝切成小块。2 取榨汁机，选择搅拌刀座组合，把倒入切好的水果、矿泉水，盖上盖子。3 选择"榨汁"功能，榨出果汁，装入杯中即可。

/营/养/功/效/

本品含有果糖、葡萄糖、B族维生素、维生素C、磷、柠檬酸、蛋白酶等物质，能清热除烦、提高免疫力，适合红眼病患儿食用。

近视

【病·症·介·绍】

近视的原因有很多，主要由环境及遗传因素导致，分为先天性近视及后天性近视。先天性近视一般都是高度近视，一般性近视的遗传性则并不明显。后天性近视是由于用眼过度，长时间近距离看事物，导致眼球中睫状肌失去收缩能力以及晶状体失去弹性。

【症·状·表·现】

1.视力减退： 一般是远视力逐渐下降，视远物模糊不清，近视力正常。所以，小儿看远处事物时会眯着眼或者根本看不清楚；看近的事物时总是趴上去看。

2.眼球突出： 长时间不良的用眼习惯可能会使小儿出现眼球变形，比如眼球变大，外观上呈眼球向外突出的状态。

【饮·食·指·导】

1.补充维生素A： 在饮食上注意给小儿补充富含维生素A的食物，比如橙子等。

2.补充钾： 多给小儿吃富含钾的食物，如各种蔬菜、动物的肝脏、蛋黄等，对眼睛有好处，动物肝脏还可治夜盲症。

3.补充铬和锌： 近视患儿普遍缺乏铬和锌，应多吃富含铬和锌的食物，比如紫菜、杏仁、黄豆等，少吃含糖高的食物。

【预·防·护·理】

1.养成良好的习惯： 让小儿养成良好的用眼习惯，不要长时间近距离地看电视或者看书，也不要在光线暗的地方看书，读书写字的姿势要正确，用眼一段时间后适当放松，做简单的保健操等。

2.加以矫正： 如果小儿是假性近视，要及早矫正，让小儿多做眼保健操，多看绿色植物，并适当配戴矫正近视的眼镜。

3.运动疗法： 据了解，打羽毛球、乒乓球有助于防近视，因为眼睛在打球过程中会快速追随羽毛球和乒乓球的轨迹变化，从而得到很好的调节，这对儿童的眼球功能完善有意想不到的效果。

奶酪蔬菜煨虾

口　　味：	鲜
烹饪方法：	炒

/ 原料 / 奶酪25克，平菇50克，胡萝卜65克，
　　　　青豆45克，虾仁60克

/ 调料 / 盐2克，水淀粉、食用油各适量

/ 做法 /

1 洗净原料，平菇、胡萝卜均切成粒。**2** 锅中注水烧开，倒入青豆，煮至其断生；下入虾仁，再煮至虾仁转色，捞出青豆和虾仁。**3** 虾仁剁碎；青豆剁碎。**4** 用油起锅，倒入胡萝卜粒、平菇粒炒香。**5** 放入虾仁、青豆、清水，煮沸。**6** 放入奶酪、盐炒匀，倒入适量水淀粉勾芡，盛菜装碗即可。

/营/养/功/效/

本品含有钙、胡萝卜素、糖类等营养物质，能缓解眼疲劳，保护视力，防治近视。

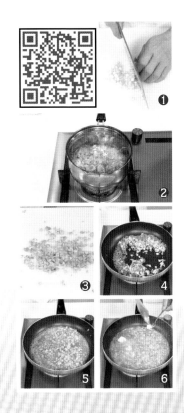

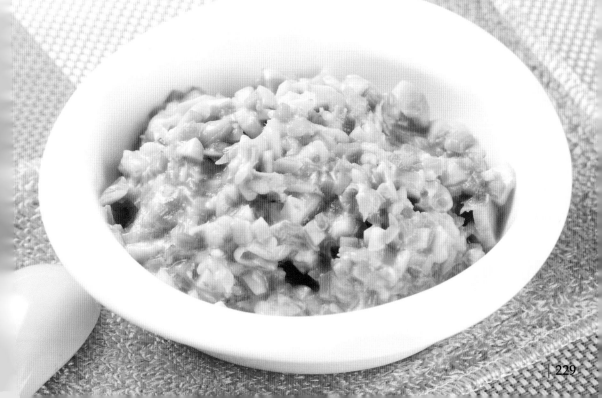

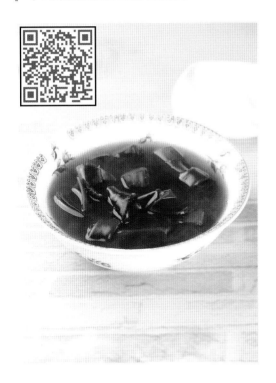

决明子海带汤

口　味：鲜
烹饪方法：煮

/ 原料 / 决明子16克，海带150克

/ 调料 / 盐2克，鸡粉2克

/ 做法 /

1洗净的海带切块，卷成长条状，再打成海带结。2砂锅中注水烧开，倒入洗净的决明子、海带结。3烧开后用小火煮20分钟，至食材熟透。4放入盐、鸡粉调味。

/营/养/功/效/

本品含有维生素A、大黄素、大黄酚等营养成分，有清肝明目的功效，对防治近视有食疗作用。

枸杞牛肉粥

口　味：鲜
烹饪方法：煮

/ 原料 / 牛肉70克，水发大米130克，枸杞5克，姜片、葱花各少许

/ 调料 / 盐4克，鸡粉4克，食粉少许，生抽2毫升，水淀粉3毫升，芝麻油3毫升，食用油适量

/ 做法 /

1洗净的牛肉切成片，装入碗中，加入少许食粉、生抽、盐、鸡粉、水淀粉、食用油抓匀，腌渍10分钟。2砂锅中注水烧开，倒入洗净的大米、枸杞，煮至大米熟软。3下入少许姜片、牛肉片拌匀，煮3分钟。4揭盖，放入盐、鸡粉、芝麻油拌匀，盛粥装碗，撒上少许葱花即可。

/营/养/功/效/

本品含有丰富的胡萝卜素、维生素、钙、铁等对眼睛有益的营养物质，具有明目的作用，有利于近视的防治。

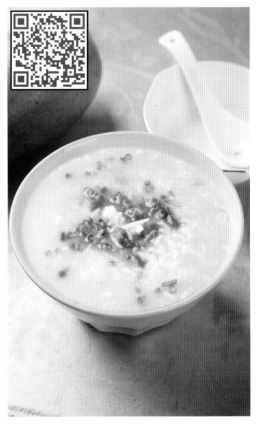

莲子红枣银耳羹

口　　味：	甜
烹饪方法：	煮

/ 原料 / 枸杞3克，水发莲子15克，红枣20克，水发银耳30克

/ 调料 / 冰糖20克，水淀粉适量

/ 做法 /

1 锅中加水烧开，倒入洗好的莲子、红枣和银耳，搅拌一会儿。2 加盖，改成慢火煮约20分钟至熟透。3 揭盖，加入冰糖。4 再盖上锅盖，煮5分钟至入味。5 揭盖，放入枸杞，用锅勺拌匀。6 再加入适量水淀粉勾芡，拌至熟透，盛出即可。

/ 营 / 养 / 功 / 效 /

本 品含B族维生素、维生素C、钙、铁等对眼睛有益的营养元素，适合防治近视。

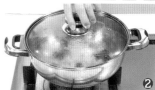

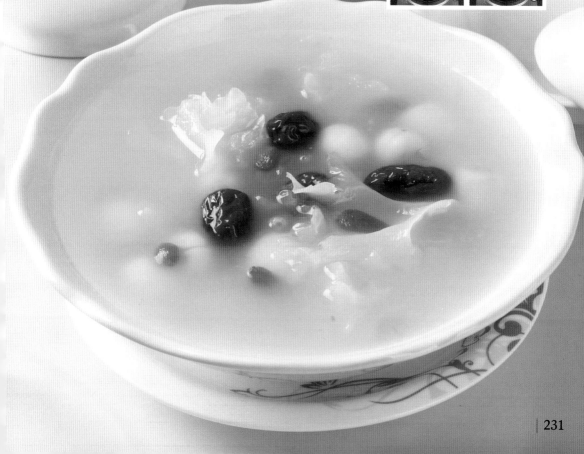

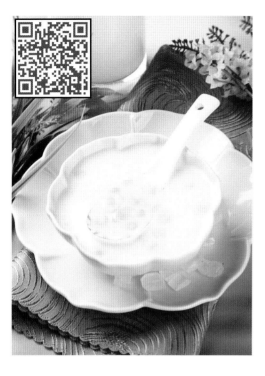

牛奶杏仁露

口　　味：甜
烹饪方法：煮

/ 原料 / 牛奶300毫升，杏仁50克

/ 调料 / 冰糖20克，水淀粉50毫升

/ 做法 /

1砂锅中注水烧开，倒入杏仁，拌匀。**2**盖上盖，用大火煮开后转小火续煮15分钟至熟。**3**揭盖，加入冰糖，搅拌至溶化。**4**倒入牛奶拌匀，用水淀粉勾芡。

/营/养/功/效/

本品含优质蛋白质、维生素A和维生素D，经常食用有助于保护视力，增强免疫力，防治近视。

橘子酸奶

口　　味：酸
烹饪方法：拌

/ 原料 / 橘子肉70克，橘子汁25毫升，酸奶200毫升

/ 调料 / 蜂蜜适量

/ 做法 /

1处理好的橘子肉切成小块，备用。**2**取一个小碗，放入橘子肉，倒入酸奶。**3**再加入橘子汁，淋入适量蜂蜜，搅拌片刻，使味道均匀。**4**另取一个玻璃杯，倒入橘子酸奶即可。

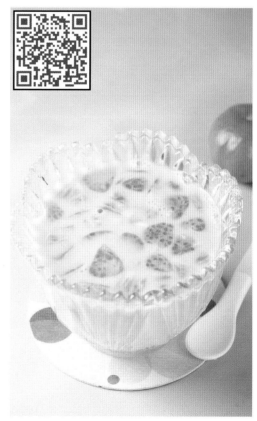

/营/养/功/效/

本品含有钙、维生素A、维生素C、柠檬酸、苹果酸、枸橼酸等营养成分，具有增强免疫力、保护视力等作用，可防治近视。

枸杞黄豆豆浆

口 味：清淡
烹饪方法：榨

/ 原料 / 枸杞30克，水发黄豆50克

/ 做法 /

1将洗净的枸杞倒入豆浆机中。2放入洗净的黄豆。3注入适量清水，至水位线即可。4盖上豆浆机机头，选择"五谷"程序，再选择"开始"键，开始打浆。5待豆浆机运转约15分钟，即成豆浆。6把煮好的豆浆倒入滤网，滤取豆浆，倒入杯中，用汤匙撇去浮沫即可。

/营/养/功/效/

本品含有胡萝卜素、枸杞多糖、甜菜碱等营养成分，可养肝滋肾、清热明目，适合近视的防治。

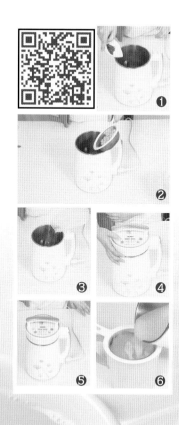

惊厥

【病·症·介·绍】

惊厥是小儿常见的一种急症，发病率很高，其起因复杂多样，引起脑神经功能紊乱后会使小儿突然地全身或局部肌群呈强直性和阵挛性抽搐，且常伴有意识障碍。如果频繁发作或呈持续状态，可影响小儿智力发育和健康，甚至危及生命。

【症·状·表·现】

1.先兆：病发前，小儿会极度急躁不安，面色剧变；四肢肌张力突然增加，呼吸突然急促、不规律或暂停等。

2.典型表现：意识丧失、头向后仰、眼球固定上翻或斜视、口吐白沫、牙关紧闭等。严重者可能会颈项强直、呼吸不整、脸色青紫或大小便失禁，持续一段时间后转入嗜睡或昏迷状态。

【饮·食·指·导】

1.营养全面：给小儿的饮食要注意营养全面并且充足，钙等某些微量元素缺乏很可能就是小儿发生惊厥的原因。

2.补充体液：如果小儿无严重的体液丧失，可按基础代谢补充体液，保持轻度脱水和低钠状态，以利控制病情。

【预·防·护·理】

1.增强体质：除了让小儿饮食上补足营养外，还要多让小儿参加户外活动，增强体质，减少疾病发生的概率。

2.保持呼吸顺畅：惊厥发作时，小儿口腔及鼻腔可能会排出不干净的物质，要及时清理，让小儿呼吸保持顺畅。

3.减少移动：小儿发生惊厥时，用拇指按住小儿的人中数分钟，保持安静，不要随便移动小儿的身体。

4.加强监护：对发生过惊厥的小儿一定要加强监护，定时观察其体温、呼吸、心率及血压、肤色、肢温、瞳孔大小和尿量等，及时掌握病情变化，以便及时采取急救措施。

猕猴桃炒虾仁

口　　味：	鲜
烹饪方法：	炒

/ 原料 /　猕猴桃60克，鸡蛋1个，胡萝卜70
　　　　　克，虾仁75克

/ 调料 /　盐4克，水淀粉、食用油各适量

/ 做法 /

1 去皮、洗净的猕猴桃切成小块；洗好的胡萝卜切成丁。2 虾仁背部切开，去除虾线，装入碗中，加盐、水淀粉，抓匀，腌渍10分钟至入味。3 鸡蛋打入碗中，放入盐、水淀粉，用筷子打散，调匀。4 胡萝卜焯水，捞出；热锅注油烧热，倒入虾仁，炸至转色，捞出；锅底留油，倒入蛋液，炒熟，盛出装碗。5 用油起锅，倒入胡萝卜、虾仁、鸡蛋炒匀，加盐调味。6 放入猕猴桃炒匀，用水淀粉勾芡。

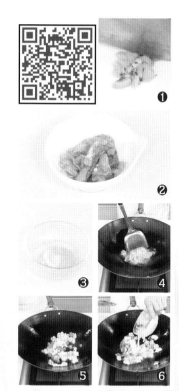

❶

❷

❸

❹

❺

❻

/营/养/功/效/

本 品含有优质蛋白、维生素E等营养成分，能帮助抑制脑组织氧化，对小儿惊厥有益。

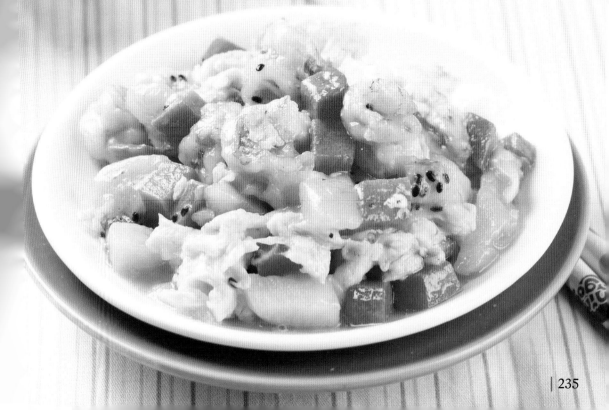

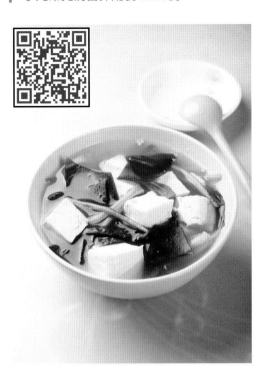

菠菜豆腐汤

口　味：清淡
烹饪方法：煮

/ 原料 / 菠菜120克，豆腐200克，水发海带150克

/ 调料 / 盐2克

/ 做法 /

❶洗净的海带划开，切成小块；洗好的菠菜切段；洗净的豆腐切成小方块。❷锅中注水烧开，倒入海带、豆腐、菠菜，略煮至食材断生，加盐调味即可。

/ 营 / 养 / 功 / 效 /

本品含有丰富的钙和钾，能帮助抑制脑神经的异常兴奋，缓解间脑负担，协助肌肉收缩正常，对小儿惊厥有很好的食疗作用。

黑豆猪肝汤

口　味：鲜
烹饪方法：煮

/ 原料 / 水发黑豆100克，枸杞6克，猪肝90克，姜片少许，小白菜60克

/ 调料 / 料酒2毫升，盐、鸡粉、食用油各适量

/ 做法 /

❶洗净的小白菜切去根部，切成段；洗好的猪肝切成片，装碗，加料酒、盐、鸡粉抓匀，腌渍10分钟。❷砂锅中注水烧开，放入泡好的黑豆、洗净的枸杞，煮至黑豆熟软。❸放入少许姜片、猪肝片，搅匀，煮至沸。❹放入适量鸡粉、盐略煮，撇去浮沫，搅匀。❺加入适量食用油、小白菜煮至食材熟透。

/ 营 / 养 / 功 / 效 /

本品含有维生素C和微量元素硒，能增强人体免疫力，避免小儿因缺乏维生素C而导致脑细胞松弛或紧张，从而引起四肢抽搐等小儿惊厥症状。

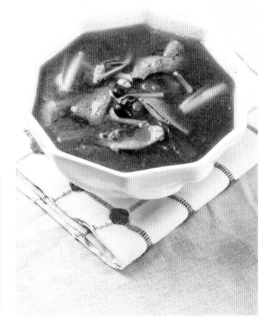

蚕豆枸杞粥

口　味：清淡
烹饪方法：煮

/ 原料 / 水发大米180克，蚕豆60克，枸杞少许

/ 做法 /

1砂锅中注水烧热，倒入洗净的大米、蚕豆，搅拌一会儿。**2**大火烧开后改小火煮约20分钟，至米粒变软。**3**撒上少许洗净的枸杞拌匀，中小火续煮约10分钟，至食材熟透。

/营/养/功/效/

本品含有维生素A、维生素C、维生素K、膳食纤维、钙、磷、钾、钠、铁、硒等营养成分，具有健脑、提高免疫力等作用，有利于小儿惊厥的防治。

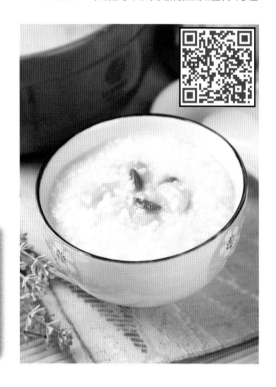

鸭肉冬瓜粥

口　味：鲜
烹饪方法：煮

/ 原料 / 鸭腿180克，水发大米150克，冬瓜130克，姜丝、葱花各少许

/ 调料 / 盐3克，鸡粉3克，芝麻油3毫升，料酒4毫升

/ 做法 /

1洗净的冬瓜去皮，切成丁；洗好的鸭腿斩成小块，装碗，放入盐、鸡粉、料酒抓匀，腌渍15分钟。**2**砂锅中倒入清水、洗净的大米拌匀，煮至大米熟软。**3**放入鸭肉、冬瓜、少许姜丝拌匀，用小火煮至鸭肉熟透。**4**放入盐、鸡粉、芝麻油调味，盛粥装碗，撒上少许葱花即可。

/营/养/功/效/

本品富含蛋白质和维生素，可帮助排出体内多余水分，防止因体内水分过多而加重间脑负担，从而引发小儿惊厥。

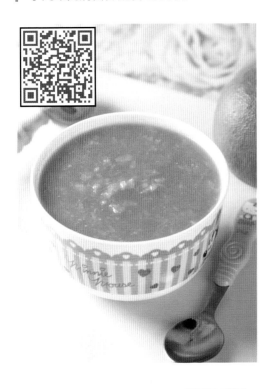

橙子南瓜羹

口　味：清淡
烹饪方法：煮

/ 原料 / 南瓜200克，橙子120克

/ 调料 / 冰糖适量

/ 做法 /

1 洗净、去皮的南瓜切成片；洗好的橙子切取果肉，剁碎。2 蒸锅上火烧开，放入南瓜片，蒸20分钟至其软烂，取出放凉，放入碗中，捣成泥状。3 锅中注水烧开，倒入适量冰糖，拌煮至冰糖溶化。4 倒入南瓜泥，快速搅散，倒入橙子肉，拌匀，用大火煮1分钟，撇去浮沫，盛出装碗即可。

/ 营 / 养 / 功 / 效 /

本品含有胡萝卜素、维生素C等营养成分，可以提高免疫力，增强体质，适合小儿惊厥的防治。

草莓苹果汁

口　味：酸
烹饪方法：榨

/ 原料 / 苹果120克，草莓100克，柠檬70克

/ 调料 / 白糖7克

/ 做法 /

1 洗净的苹果切瓣，去核，切成块；洗净的草莓去蒂，切成小块。2 取榨汁机，放入切好的水果、矿泉水、白糖，榨出果汁。3 取洗净的柠檬，往果汁中挤入柠檬汁，再搅拌一会儿，至果汁混合均匀。

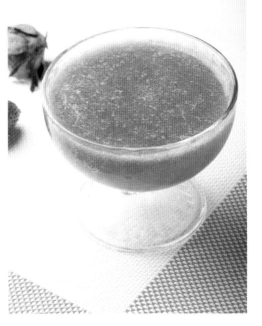

/ 营 / 养 / 功 / 效 /

本品含有维生素C、维生素E和锌等营养成分，能帮助抑制脑组织氧化，促进蛋白质生成，对小儿惊厥有益。